Le deuil périnatal
Du postnatal à la grossesse d'après

PRATIQUE SAGE-FEMME

SCIENCES-MAÏEUTIQUE

Collection sous la direction de Henny Jonkers,
Christine Morin, Claudine Schalck, pour la France,
Joeri Vermeulen (Belgique), Céline Lemay (Québec)
Maria-Pia Politis Mercier (Suisse), Atf Gherissi (Tunisie)

La collection
Pratique Sage-Femme / Sciences – Maïeutique
est un espace de réflexion et de débats sur les connaissances, les savoirs et la pratique sage-femme dans le monde francophone. Cette initiative fait suite à l'ouverture, en 2019, de la recherche universitaire pour la Pratique Sage-Femme, sous le nom de Maïeutique, en France. Cet espace entend permettre aux sages-femmes de penser leurs savoirs et leurs pratiques en toute autonomie. La collection accueille les sages-femmes, les acteurs de la naissance, les femmes, les parents.

La collection a été inaugurée par la publication de l'ouvrage qui en constitue le premier volume :

Claudine Schalck : *Un si beau métier - Les professionnels de la naissance au risque de la mort périnatale,* 2019.

Le présent ouvrage en est le second opus.

A paraître :
- *Le journal de l'Association Professionnelle de Sages-Femmes (APSF) - n°1*
- *Être sage-femme aujourd'hui,* ouvrage collectif

Conseiller éditorial L'Harmattan : Gérard Emmanuel da Silva

Claudine Schalck
avec Véronique Descoffre,
Emmanuelle Lemaire et Nathalie Perrillat

Le deuil périnatal
Du postnatal à la grossesse d'après

Guide d'intervention pour les sages-femmes et les professionnels de santé

Préface de Dominique Lhuilier

L'Harmattan

5-7, rue de l'École-Polytechnique, 75005 Paris

http://www.editions-harmattan.fr

ISBN : 978-2-343-21002-5
EAN : 9782343210025

Préface

Ce guide d'intervention pour les sages-femmes et les professionnels de santé comble enfin un manque en abordant de front, simplement, humainement, un tabou, un impensé, au service de l'épuration de la naissance de sa part maudite, du négatif toujours potentiellement présent : la confrontation à la mort là où la vie est attendue.

L'ouvrage est sans nul doute un instrument de travail fondamental pour ces professionnels du soin et du prendre soin. Il donne des clefs essentielles pour comprendre l'expérience du deuil périnatal dans sa complexité et sa singularité. Car si « le travail du deuil » est une question souvent traitée, y compris dans les médias, très rares sont les analyses qui portent précisément sur le deuil périnatal et ses spécificités. Or, c'est là le deuil le plus noir, non pas celui du passé mais de l'avenir, d'un enfant imaginaire en défaut de rencontre avec l'enfant réel. L'insoutenable de la perte tient aussi à l'inversion de l'ordre des générations - le tout petit meurt avant ses ascendants - à l'inversion du projet de cette parentalité en construction, à cette culpabilité qui taraude.

Mais ce guide va au-delà des éclairages sur l'ampleur de l'épreuve : il donne aussi des repères pour un accompagnement humanisant la mort et la perte. Y sont précisément décrites les différentes dimensions d'une relation d'aide qui donne une place centrale au travail du symbolique : celui qui confirme une existence, qui matérialise la perte, qui donne accès à la reconnaissance de cette parentalité, qui ouvre aux droits des funérailles.

Les sages-femmes, du fait de la fonction symbolique de leur métier, de leur familiarité avec le corps des femmes, de celui des tout petits, du travail corporel post accouchement, sont à l'évidence les plus à même de mener cet accompagnement, y compris au sortir de la maternité quand les parents rentrent chez eux les bras vides et la tête pleine du manque, de l'absence.

Mais la lecture de cet ouvrage a bien d'autres destinataires possibles : l'ensemble des soignants toujours confrontés à la mort, les travailleurs sociaux engagés dans un accompagnement nécessairement pluridisciplinaire, et nous tous, parents actuels ou à venir.

Ce guide est celui d'une humanisation des épreuves de la vie, toujours essentiellement vulnérable. Sa portée est donc considérable !

Dominique Lhuilier

Professeur émérite en psychologie du travail
Conservatoire National des Arts et Métiers (CNAM)

« Au commencement est la relation »

Martin Buber, 1969, *Je* et *Tu*, p.38

INTRODUCTION

Dans les trente dernières années, des changements sociaux majeurs sont intervenus dans la manière de prendre en considération le deuil périnatal, alors qu'il aura été longtemps passé sous silence. Ils ont été accompagnés de transformations dans les pratiques des professionnels de santé, chez les sages-femmes tout particulièrement. Elles témoignent d'une volonté de reconnaissance et de soutien pour un événement dont la valeur traumatique n'est plus déniée [10, 17, 22, 37, 57, 58, 60, 61, 99, 100][1].

L'annonce d'un handicap susceptible de conduire à une interruption médicale de grossesse (IMG), l'annonce d'une mort fœtale in utero (MFIU) ou néonatale, précipitent brutalement les parents « dans un monde inconnu de souffrance ». Y sont mobilisés des affects violents, de la stupeur et des représentations de terreurs. La qualité de l'annonce, tout comme la qualité des relations parents-professionnels dans les temps qui suivent l'annonce, sont déterminantes pour la manière dont les parents vont pouvoir y faire face, et par la suite progresser dans le deuil consécutif à un décès périnatal [8].

1nb : pour simplifier la lecture de ce guide à usage pratique, le rappel des auteurs ne suit pas les règles académiques, mais l'index chiffré de la bibliographie alphabétique.

Dans ces épreuves pour les parents, la responsabilité des professionnels sera de répondre à leurs besoins fondamentaux. C'est-à-dire savoir informer, savoir écouter et comprendre, savoir accompagner avec leurs compétences spécifiques dans le soin, sans sous-estimer leurs propres difficultés. Mais aussi savoir coopérer entre soignants, dans la continuité des différentes prises en charge pour tisser cet étayage indispensable au recouvrement, pour les parents, de leur santé physique et mentale, tout particulièrement pour la mère. Cet étayage doit les aider à court terme, et favoriser leur reconstruction à moyen ou à long terme, notamment pour la grossesse et l'enfant d'après ; tout en préservant leurs capacités parentales, malgré le décès de leur enfant [2, 9,10, 14, 17, 20, 22, 24, 37, 51, 53, 54, 63, 74, 82].

Dans le contexte d'un décès périnatal, les parents rencontrent souvent beaucoup de professionnels de santé différents, du suivi de la grossesse, au centre pluridisciplinaire de diagnostic prénatal ou pour leur prise en charge dans le service maternité ; qu'ils soient médecins spécialistes ou non, sages-femmes, infirmières, psychologues ou assistantes sociales. Des efforts ont été faits en direction des soignants afin de mieux les former pour soutenir et accompagner les parents lorsqu'il faut annoncer une mauvaise nouvelle, surtout pour les médecins, mais aussi pour les sages-femmes pratiquant l'échographie. Les sages-femmes se sont également souvent formées, grâce à l'aide des pairs et de l'équipe, pour le soutien et l'accompagnement lors du travail, de la mise au monde et de la présentation aux parents de leur enfant sans vie ou en fin de vie.

Toutefois, le retour à domicile, les bras vides et sans enfant, est très précoce. Avec lui disparaît cet étayage possible dans un temps d'intense vulnérabilité où il est surtout difficile de demander de l'aide, même psychologique. Le suivi postnatal se relâche dès la sortie de la maternité et les professionnels sont quasiment absents alors qu'il n'y a pas d'outil spécifique qui pourrait les aider dans la rencontre avec les parents, s'il y a lieu.

Ce guide a été conçu pour y remédier. Il propose des modalités d'intervention, d'une part pour le suivi postnatal que la sage-femme peut assurer grâce à des visites à domicile, dans les jours, voire les semaines suivant le décès ; mais aussi, à distance, et dans la continuité, pour le suivi, le soutien et l'accompagnement de la grossesse et la naissance de l'enfant d'après. Ces modalités s'inscrivent dans une approche globale des soins centrés sur la personne. De ce fait elles peuvent aussi servir d'outil de compréhension, d'information et d'intervention à d'autres professionnels de santé. Cela, afin qu'ils puissent eux-mêmes mieux informer, guider, soutenir, accompagner et encourager les parents dans cette difficile traversée du deuil périnatal.

Bien que le propos soit relatif aux tout petits, perdus au-delà de 15 semaines aménorrhée (SA), en raison de l'encadrement médical et social actuel, l'impact des pertes périnatales plus précoces n'est pas à sous-estimer. C'est pourquoi les compréhensions apportées pourront également éclairer les interventions des professionnels dans ce contexte.

Ce guide est composé de cinq parties. Le rappel des caractéristiques du deuil, avec ses facteurs aggravants, permet de comprendre les spécificités du deuil périnatal et les circonstances qui le rendent plus difficile encore. Le cadre législatif et administratif, avec les obligations et les droits sociaux, est détaillé. Le suivi postnatal est envisagé dans sa clinique corporelle et psycho-émotionnelle, avec ses particularités concernant le deuil de la mère, du père, du couple, de la fratrie et de l'entourage. L'aide dans les démarches ou dans la planification d'une nouvelle grossesse en tient compte. La manière dont ce contexte peut affecter le professionnel lui-même dans ses réactions, ses positionnements et ses représentations personnelles est également abordée. Enfin, la dernière partie est consacrée à la grossesse et la naissance d'après.

Ces modalités du soin et du prendre soin, relatives au décès et au deuil périnatal, s'étayent en particulier sur les recherches menées dans les pays anglo-saxons depuis les années 1980. Mais, plus encore, sur l'expérience de sages-femmes assurant déjà ce type de prise en charge depuis une dizaine d'années, avec un suivi à domicile postnatal. Cette approche est née à la maternité des Bluets, à Paris, en 2008, et gagne peu à peu en reconnaissance, aussi bien de la part des parents que des professionnels.

Ce guide a profité d'une relecture attentive et commentée :

- de la part des associations dédiées au deuil périnatal : Petite Émilie et SPAMA
- de l'Association professionnelle des sages-femmes (APSF)
- de l'Association nationale des sages-femmes libérales (ANSFL)
- l'Association nationale des sages-femmes territoriales (ANSFT)
- ainsi que de Céline Vicrey et Laurence Douard sages-femmes coordinatrices ; de Christine Morin, sage-femme enseignante, présidente du Conseil national professionnel des sages-femmes (CNP-SF), et de Claude Egullion, gynécologue obstétricienne, partenaire de ce dispositif à la maternité des Bluets, lors de sa création.

Associations et professionnelles, qu'elles soient toutes remerciées de leur précieuse contribution.

I. Repères pour comprendre le deuil

Qu'est-ce que le deuil ?

Le deuil n'est pas un état, mais une réaction inévitable et universelle consécutive à la perte d'un être cher. Il impacte considérablement la santé par ses répercussions sur le plan physique, affectif, cognitif et comportemental. Toutefois, il correspond à une dynamique évolutive qui peut être comparée au déclenchement d'un processus de rétablissement naturel qui doit permettre, à terme, de retrouver la santé physique et mentale. Il laisse des cicatrices dont la sensibilité peut se montrer douloureuse, comme c'est le cas avec certains souvenirs ou des résonances avec les dates anniversaires.

La première analyse du deuil se trouve chez Sigmund Freud en 1915 dans son ouvrage « Deuil et mélancolie ». Il y décrit le travail psychologique nécessaire pour se séparer de l'être aimé, sous le terme de « Trauerarbeit », travail de deuil. Beaucoup de recherches ont depuis lors contribué à sa conceptualisation et sa compréhension, en particulier à partir des travaux de Bolwby (1961)[1], ou encore ceux de Kübler-Ross (1969).

Par extension, cette compréhension a servi à mieux cerner d'autres problématiques relatives à des formes de pertes différentes, tels les ruptures amoureuses, les séparations, les abandons. Mais aussi, la perte d'un travail, une invalidité brutale, ou simplement le vieillissement qui évolue par pertes et renoncements successifs. Dans ces situations, quelle que soit la perte en cause, il est possible d'identifier le même type de vécu émotionnel douloureux et le même type de travail psychique.

Différents modèles sont proposés pour expliquer le vécu du deuil. Il est décrit essentiellement comme une traversée de moments successifs caractérisés par la prédominance de réactions émotionnelles spécifiques. Le choc initial de la perte est suivi d'un temps de bouleversements et de désorganisation psychique avant un rétablissement progressif, signe d'une restructuration mentale interne. Elle permet au sujet d'acquérir la possibilité de réinvestir la réalité en l'absence de la perte.

Dans le modèle par phases, celles-ci varient en nombre selon la manière dont les processus du deuil sont détaillés. Elles relèvent néanmoins des mêmes vécus émotionnels ou psychiques et des mêmes comportements. Les comprendre permet d'avoir des repères sur le chemin du deuil, mais aussi de réaliser qu'il est fait de souffrances inévitables quoique normales. Tout ce « travail » demande beaucoup de temps et mobilise une énergie psychique considérable [11, 12, 64, 46, 64, 81].

L'approche par cinq phases spécifiques est une des plus connues. Elle est tirée des travaux d'accompagnement en fin de vie de la psychologue et psychiatre américaine Elizabeth Kübler-Ross (1969). En France, elle a été reprise également par Michel Hanus (1994) [46, 64].

La première phase, choc, déni et sidération :

Lorsque la mort survient, la réalité investie devient insoutenable. Elle laisse en état de choc. Ne pas pouvoir reconnaître la perte, ne pas l'accepter, ne pas y croire, avoir le sentiment que ce n'est pas possible, relève du déni qui peut permettre initialement de lui survivre. Au lieu d'être complètement submergé, ce mécanisme de protection psychique inconscient atténue l'impact du choc, de la frayeur et de l'angoisse, en apaisant les flots émotionnels, notamment grâce à l'anesthésie d'une partie des émotions.

De ce fait, avec une sorte de fonctionnement automatique, la personne peut rester capable de faire face aux différentes obligations concrètes et matérielles, comme celles d'appeler les autres ou encore d'organiser des obsèques. Elle peut apparaître avec une surprenante capacité à accuser le coup ou un étrange détachement, voire une excessive indifférence malgré la tristesse et l'abattement. Une partie d'elle sait que la perte de l'autre est réelle tandis que l'autre partie ne réalise pas encore totalement qu'il est bel et bien définitivement perdu. Ce moment peut durer quelques heures, voire quelques semaines.

Quand le déni et le choc s'atténuent, les émotions déniées vont refaire surface et un long processus de rétablissement psychique commence, celui du deuil.

La deuxième phase, protestation et colère :

Lorsque le contact avec la pleine réalité vient à s'imposer davantage, la personne commence à davantage reconnaître la perte. Toutefois, avec des mouvements de protestation, de colère ou d'incompréhension : « Pourquoi moi ? », « C'est injuste ! ». Elle peut tourner sa colère vers les autres, la famille, les amis, les soignants, voire douter de Dieu si telle était sa foi.

Les chercheurs et les professionnels de santé considèrent que la colère est un sentiment qui profite au travail du deuil et qu'il est partie prenante de son processus. C'est un sentiment qui relie à la réalité puisque la perte est à la fois reconnue tout en déclenchant un mouvement de révolte. Même si la manière dont elle s'exprime peut être discutable, la colère doit être accueillie. Projeter sa colère sur quelque chose, ou quelqu'un est un pont qui reconnecte la personne avec la réalité et les autres, là où elle pourrait se croire seule au monde, isolée et abandonnée. La colère est une manière concrète d'empoigner la perte et de reprendre contact avec la vraie réalité. Cette étape peut prendre quelques semaines à quelques mois.

La troisième phase, négociation et marchandage :

Cette étape repose sur la croyance que quelque chose peut encore être évité ou négocié dans ce que la perte est venue infliger. Ce, sur le mode : « Si je fais ce qu'il faut je vais pouvoir passer à autre chose », « Si je fais ceci, j'aurais cela », « S'il s'était passé ceci, ça ne se serait pas passé comme ça ». L'idée est de pouvoir marchander une contrepartie capable de rendre la profonde blessure moins douloureuse et plus facile à surmonter.

De faux espoirs et une sorte de chantage constituent alors la toile de fond du processus du deuil. Il se teinte de pensées magiques, d'illusions, de regrets, d'efforts de sur-adaptation à la situation ou de tentatives de contrôles en tout genre, y compris celle de se dévouer sans compter.

Le sentiment de culpabilité est particulièrement présent dans ces tentatives de négociation puisqu'il repose sur ce que la personne suppose qu'elle aurait pu faire afin d'éviter le décès. La peur de l'avenir se fait également plus forte lorsque la personne se demande comment faire et se débrouiller avec cette nouvelle vie sans l'autre, ou comment vivre avec son absence. Cette phase dure quelques semaines à quelques mois.

La quatrième phase, dépression et désorganisation :

Lorsque le poids de la réalité quotidienne confronte inexorablement à l'absence, le manque devient de plus en plus énorme. Après avoir tenté de négocier les conséquences de la perte, la personne fait le constat qu'il n'est pas possible de revenir en arrière et qu'elle est totalement impuissante à changer les choses.

Elle se résigne. Ce qui peut l'amener à se replier sur elle-même, à s'isoler et se désintéresser de ses activités habituelles avec parfois une certaine hostilité vis-à-vis des autres. Elle est envahie de tristesse avec le sentiment qu'elle ne s'en sortira jamais dans la mesure où elle projette son vécu émotionnel sur l'avenir. Cette phase est la plus longue et la plus douloureuse. Elle dure de quelques mois à quelques années.

L'intensité des vécus dépressifs et du désespoir peuvent se teinter de pensées suicidaires, sur le mode « A quoi ça sert de vivre ? ». Mais cette étape est indispensable puisqu'elle permet d'intégrer l'absence et la perte de lien avec l'autre dans la réalité extérieure, dans le monde objectif. Toutefois, elle soutient le réaménagement interne qui préserve sa présence et sa permanence à l'intérieur de soi, dans le monde subjectif. Ces remaniements psychiques correspondent au plus près au « travail de deuil ».

La cinquième phase, adaptation et réorganisation :

La dernière phase du deuil concerne l'acceptation de la perte dans le monde extérieur à travers le renoncement à ce qui aurait pu être si l'autre avait été là. Il concerne tous les projets implicites ou explicitement formulés. Cette acceptation n'a pas la valeur d'une page qui se tourne, mais d'un processus qui arrive à son terme lorsque la personne se vit comme capable d'investir à nouveau le monde malgré la perte et l'absence de l'autre. Elle est alors capable de vivre *avec* la perte et ne vit plus constamment *dans* le vécu de la perte.

Être moins envahi par le manque, c'est retrouver peu à peu la capacité de s'adapter à la nouvelle situation, avec la possibilité d'avoir du plaisir et de l'intérêt pour de nouveaux projets. Ce temps d'adaptation et de réorganisation peut durer de quelques mois à quelques années. Les bons jours prennent le dessus par rapport aux mauvais jours. Tout en vivant avec le sentiment que l'autre perdu ne pourra jamais être remplacé, la personne peut, malgré tout, à nouveau aller de l'avant et retrouver des liens appropriés dans cette nouvelle réalité. Le lien qui existait avec l'autre dans le monde réel est définitivement préservé par son incorporation au monde subjectif, de telle manière qu'il reste présent à l'intérieur de soi.

Le modèle par quatre phases successives, que Bolwby a développé initialement avec Parkes (1972) à la clinique Tavistock, reste également une référence. Il a été développé ensuite par Parkes dans l'accompagnement en fin de vie, et repris notamment par le travail clinique de Christophe Fauré (1996) sur le deuil [36, 79].

Bolwby et Parkes (1970) ont étudié les réactions du deuil chez l'adulte dans ses similitudes avec les phases liées à la séparation chez le jeune enfant, en fonction de son lien d'attachement [12].

La première phase, « l'engourdissement », est celle qui tient de la sidération. La deuxième phase, « le languissement » témoigne de comportements réactionnels de recherche de tout ce qui peut relier à l'autre, avec une reviviscence compulsive de sa perte et de la colère contre la personne disparue, ou contre la loi divine. Cette phase rassemble les phases 2 et 3, décrites ci-dessus, tout en mettant l'accent sur une attitude dominante qui traverse les différentes modalités émotionnelles : la fuite-recherche. Viennent ensuite, la phase du « désespoir » et celle de « la réorganisation », identiques [11, 38, 81].

***La phase de fuite et de recherche* :**

Elle est consécutive à la phase de choc et de déni. Cette période est caractérisée par le sentiment de vide, lié au manque de l'autre dans la réalité. Il provoque la recherche dans tout ce qui peut le rappeler ou le faire revivre dans les souvenirs, où « l'objet se poursuit psychiquement » selon les mots employés par Freud lui-même. La personne est entièrement préoccupée par ce qui a été perdu tout en vivant dans des alternances émotionnelles aux intensités variables : fuir la réalité avec son vide insoutenable et s'apaiser dans la reviviscence des liens avec l'autre perdu grâce à tous les rappels possibles. Mais aussi, constater l'impossibilité de ce lien avec le poids de l'absence dans le réel. Ce qui alimente le mouvement de fuite vers le passé pour les convoquer. Toutefois, la possibilité de pouvoir maintenir un lien avec l'autre perdu, grâce à ce qui été vécu avec lui, avant, permet d'atténuer la souffrance liée au manque.

Cette possibilité fonctionne comme un moyen de protection face à l'insoutenable ; tout comme la colère, qui pour Freud, constitue « la rébellion compréhensible » du sujet obligé d'abandonner ce qu'il a investi et aimé [44] ; en font partie également les tentatives de « négociation » ou de « marchandage » de la perte, du « si seulement ». Elles visent à retrouver l'autre avec le souhait de pouvoir remonter le temps et laissent faussement croire qu'on pourrait défaire ce qui est arrivé. Ces pensées donnent libre cours à la culpabilité puisqu'elles supposent que quelque chose pouvait être fait, ou n'a pas été fait, afin que l'autre ne soit pas perdu.

Malgré tout, dans ces alternances, peu à peu la réalité de la perte de l'autre s'impose dans la conscience. Son acceptation augmente, en même temps que le sentiment d'impuissance, lorsque tous les efforts sont vains pour lutter. Jusqu'à intégrer que l'autre est maintenant définitivement perdu et que les relations avec lui dans le monde extérieur sont interrompues, à jamais.

Cette phase évolue ainsi vers celle de la désorganisation et du désespoir avec la tonalité du vécu dépressif en toile de fond. Pourtant, en souterrain, grâce à la revisitation incessante du lien qui a été vécu auparavant, se prépare un aménagement émotionnel et psychique définitif pour l'installer dans le monde interne, afin qu'il ne soit jamais perdu. Le monde extérieur pourra alors être réinvesti avec vitalité grâce à une réorganisation psychique qui permet de revivre avec des liens appropriés.

Le deuil n'est pas un processus linéaire :

Cette conceptualisation du deuil, en tant que processus dynamique évoluant par phases, reste malgré tout très descriptive et schématique. C'est un modèle théorique auquel il est possible de se référer pour tenter de comprendre les différentes réactions, les plus fréquemment observées, chez une personne qui doit faire face à la perte de l'autre aimé. Ce schéma linéaire n'est pas reproductible. Les recherches montrent que certaines personnes ne traversent pas les mêmes phases, sans ordre spécifique, avec des sauts en avant ou en arrière, des chevauchements et de grandes différences dans l'intensité des vécus émotionnels. En particulier, pour les vagues de décharges émotionnelles, impossibles à réprimer, qui peuvent avoir de fortes répercussions physiques.

Le modèle pendulaire, par « oscillation » (Stroebe, 1999), dont le mouvement est également illustré par la phase de fuite-recherche, permet de comprendre que le deuil n'est pas un processus linéaire et que ses étapes ne sont pas prédictibles. Cette dynamique sinusoïdale oscille entre deux tendances, tournées tantôt vers le passé, le refus de la perte et les expériences associées, tantôt vers le futur, l'acceptation et les tentatives de reconstruction. De ce fait, les hauts et les bas alternent avec la fluctuation entre émotions positives et négatives. Les périodes marquées par des émotions positives permettent par ailleurs de trouver une forme de répit temporaire face à l'intensité des vagues de tristesse et de désespoir. Elles permettent aussi d'accepter et d'intégrer la perte de manière progressive.

Chaque deuil est un processus unique :

Les progressions, les ruptures et le temps nécessaire pour traverser les différents moments indispensables au rétablissement sont également très variables d'une personne à une autre. Le processus du deuil est à chaque personne une trajectoire personnelle et unique qui dépend autant de sa singularité, de son histoire que du contexte dans lequel survient le décès. « S*on déroulement et son évolution découlent essentiellement de la nature des relations qui existaient auparavant entre les deux personnes, celle qui est morte et celle qui est endeuillée* »[2].

Le vécu émotionnel du deuil est conditionné par ce qui a été vécu avant dans la relation avec la personne décédée. C'est pourquoi certains deuils présentent des spécificités sans relever pour autant de catégories fermées, comme c'est le cas pour le deuil lié à la perte du/de la conjoint-e, le deuil du parent, le deuil de l'enfant ou de l'adolescent.

Le poids de la perte se mesure à la hauteur de l'investissement fourni. L'intensité de la douleur résulte de la valeur personnellement accordée à ce qui a été perdu. De ce fait, pour chaque membre d'un couple ou d'une même famille, la trajectoire du processus de deuil sera différente. Par ailleurs, chaque deuil peut en réactiver d'autres, plus anciens, auxquels il fait écho. Plus ou moins résolus, ils sont susceptibles de venir l'encombrer ou de freiner son processus actuel. Néanmoins, parfois cette réactivation peut avoir l'effet inverse, et venir faciliter le deuil en cours.

L'impact des circonstances de la mort :

Lorsque la mort est anticipée, comme c'est le cas pour les maladies graves, le temps de l'attente et de l'accompagnement permettent de « se préparer », d'une certaine manière, à la rupture des liens avec la personne. Cette expérience prépare à quelque chose que l'on ne peut pas changer quoi qu'on fasse, celle de l'impuissance à laquelle confronte la survenue de la mort. C'est aussi le cas pour l'IMG entre l'annonce et la réalisation de l'acte [38, 46, 81, 107].

Les circonstances d'une mort brutale, tragique, inhabituelle lui donnent une valeur d'autant plus traumatique. Lorsque la mort survient de manière inattendue, comme c'est le cas pour un accident, aucune parade n'est possible pour anticiper le choc et l'effondrement de la réalité. C'est aussi le cas d'une MFIU découverte fortuitement.

La valeur traumatique se traduit alors par la plus grande fréquence de symptômes de stress post-traumatique (SSPT). Ils sont caractérisés par des pensées intrusives, qui s'imposent ; l'hypervigilance qui laisse sur le qui-vive ou avec le sentiment d'une catastrophe imminente ; et l'évitement, plus ou moins conscient, de tout ce qui peut relier à l'état initial dans lequel le décès est survenu. Très présents dans la première phase du deuil, si ces symptômes ne s'amendent pas, cette situation peut évoluer vers un véritable état de stress post-traumatique (ESPT).

***Lorsque le processus de deuil se complique* :**

Il n'y a pas de bonne ou de mauvaise façon de cheminer dans le processus du deuil. Il est douloureux, fluctuant et oscillant à travers des phases et des émotions marquantes, comme la colère, la peur, la culpabilité et la tristesse. Mais aussi entre le passé et le présent, entre des moments de mieux-être, ou de bien-être, et des vagues de mal-être. Toutefois, lorsque ces mouvements de va-et-vient s'effacent pour se cristalliser de manière persistante autour d'un état ou d'émotions singulières, le rétablissement est freiné, voire compromis. En parallèle des phases considérées comme normales dans le deuil, Parkes avait montré que le deuil pouvait devenir « pathologique » lorsqu'il y avait fixation, arrêt ou exacerbation de l'une ou l'autre de ses phases. Il relève deux types d'écueil susceptibles de le compliquer.

D'une part l'évitement émotionnel et le déni, caractéristiques de la phase initiale du deuil. Ils conduisent, d'après lui, plutôt à l'expression physique de somatisations. D'autre part le deuil excessif, s'exprimant surtout par des symptômes dépressifs qui se prolongent dans la durée [38, 81].

***Le vécu dépressif et la dépression* :**

Le vécu dépressif est particulièrement présent dans la phase de désorganisation où culmine la prise de conscience de la perte, avec l'intensité de la tristesse, du manque et de la culpabilité. Mais ce vécu dépressif réactionnel et attendu n'est pas la dépression clinique elle-même. Pourtant il lui ressemble par ses manifestations et pourrait même y conduire lorsque le deuil se complique et se fige.

Car, dans les deux cas la souffrance morale est là. La fatigue, voire l'épuisement physique et psychique sont marquants, avec un ralentissement notable et des retentissements sur l'appétit, le sommeil, la sexualité, la mémoire, la concentration et le comportement social. Il se peut aussi que des pensées suicidaires accompagnent les vagues du vécu dépressif. Mais la personne peut rester sensible aux autres, aux liens, aux événements plus heureux puisqu'il lui est encore possible parfois de « se changer les idées » [38].

Avec les mêmes manifestations, l'état mental lié à la dépression clinique est au contraire d'un seul tenant. Il n'est pas fluctuant et les idées négatives sur soi, sur les autres comme sur le monde, sont constantes. La souffrance morale est permanente, impossible à distraire, et la relation aux autres est teintée d'indifférence. Les idées suicidaires sont persistantes, et souvent marquées par des scénarios dont la gravité se mesure par leur précision quant au passage à l'acte et la possibilité concrète de le réaliser [38].

Autant la dépression clinique est une maladie qui nécessite un traitement médical et un suivi psychologique particulier. Autant le vécu dépressif lié au deuil est un temps indispensable au rétablissement qui ne justifie pas d'emblée un suivi spécifique ou un traitement particulier. Sans complications, l'aide, apportée par l'entourage, les professionnels ou des associations, peut-être suffisante.

Le deuil est consécutif à une rupture de liens qui ébranle l'ensemble de ceux que la personne entretient, tout comme les liens communautaires ou sociaux eux-mêmes. Son processus global engage des remaniements qui viennent transformer profondément ces différentes modalités relationnelles. Que ce soit par une redéfinition de la relation à la personne disparue, désormais intériorisée ; que ce soit par une redéfinition de la relation à soi-même comme aux autres et au monde, avec un réajustement des valeurs qui donnent sens à la vie. Dans cette transformation, la qualité des relations fournies par les proches, l'entourage et l'environnement est essentielle, y compris celles fournies par les professionnels de santé.

Aides, soutiens, ce qui facilite le processus du deuil

L'information :

Le plus souvent le processus du deuil, sa dynamique et ses répercussions sur la santé physique et mentale, sont méconnus des endeuillés comme de la plupart des professionnels de santé[2] .

Informer et communiquer sur ce sujet, pour ces derniers, doit leur permettre d'apporter une aide et un soutien adapté, afin de faciliter le deuil. Ils pourront avertir et expliquer à l'endeuillé les aléas de la traversée qu'il va devoir affronter, tout en restant vigilants face à l'intensité des vagues du vécu dépressif [38, 73, 107].

Tout comme l'entourage, les professionnels pourront également reconnaître et soutenir l'expression indispensable des émotions du deuil plutôt que de vouloir rassurer par des conseils, des arguments rationnels ou des jugements , en particulier lorsqu'ils cherchent à atténuer la souffrance en essayant de « déculpabiliser ». Car la culpabilité fait corps avec le deuil et la souffrance est inévitable.

Pour la personne endeuillée, le fait d'avoir connaissance de repères peut lui offrir des formes de balises dans les moments les plus confus ou les plus douloureux, lorsqu'elle vit avec le sentiment de devenir folle ou de ne plus pouvoir s'en sortir.

Les rituels sociaux et privés :

Le travail psychique conscient et inconscient du deuil se fait grâce à la réalité concrète, soit dans la confrontation douloureuse et évolutive de la rupture des liens avec la personne décédée. La recherche de tout ce qui relie à elle est « vitale » pour procurer des moments d'apaisement ou de répit. Tout comme cette recherche joue un rôle essentiel pour accepter progressivement sa disparition dans la réalité externe et lui donner une présence de plus en plus vivante dans le monde intérieur. De ce fait, les objets du défunt et tous les liens réels tangibles, par exemple de porter ses vêtements, d'accrocher ses photos ou de parler constamment de lui, sont des comportements souvent retrouvés. Ces comportements sont des facilitateurs pour cette transition. Il en est de même pour les rituels. Le plus important étant les obsèques, dont la fonction sociale et symbolique atteste d'une perte réelle, confirmée et partagée avec les autres. Les funérailles donnent à reconnaître la souffrance et les émotions que provoque la perte, tout en offrant un cadre aux pensées pour amorcer le travail d'intériorisation nécessaire. Les pratiques culturelles et religieuses individuelles apportent une aide psychologique et morale en même temps qu'elles valident socialement le processus du deuil. Elles permettent « d'encadrer » ou de contenir ce qui est vécu grâce au partage, tout en lui donnant du sens [38, 46, 64, 81, 10].

De même, les rituels privés, à condition qu'ils soient portés par cette fonction symbolique, témoignent de cette force qui relie au défunt par une marque inscrite dans la réalité concrète. Par contre, le rituel pour le rituel n'est en soi d'aucune efficacité.

Les liens d'humanité :

Le processus de deuil engage un profond bouleversement des liens humains. Il évolue lentement, laissant la personne longtemps en prise avec de douloureux remaniements, en forte résonance avec les dates marquantes ou les fêtes, alors que souvent l'entourage social a déjà « oublié ».

Il confronte la personne endeuillée à l'expérience d'une épreuve unique, dans la solitude individuelle. Pourtant celle-ci a d'autant plus besoin des autres, de leur soutien, de leur compréhension pour ce qu'elle vit, que la souffrance favorise le repli sur soi, le retrait social et l'isolement.

Le deuil évolue, sur fond d'une rupture d'humanité et d'une rupture d'identité. Mais son processus tout entier vise au rétablissement de l'intégrité personnelle et des liens d'humanité dans toute leur vitalité.

Notes :

1. Bolwby J. est le fondateur de la théorie de l'attachement. Elle le conduira à élaborer une théorie du deuil, en 4 phases, consécutif à la séparation ou la perte de l'adulte auquel l'enfant s'est attaché.

2. Société de thanatologie, société savante des sciences humaines de la mort et du mourir, fondée en 1966. Elle contribue par ses recherches à la promotion de la réflexion et de la recherche sur la mort en direction du public, des institutions et des professionnels. Elle publie la revue *Études sur la mort*. URL : https://www.mort-thanatologie-france.com

II. Repères pour comprendre le deuil périnatal

Un deuil complexe

Communément, le deuil périnatal ressemble à un deuil normal rendu beaucoup plus complexe par son contexte [2, 14, 39, 40, 68, 46, 104]. La mort fait irruption à l'endroit même où la vie est attendue. Elle bouscule de manière insensée les lignées de l'ordre générationnel. Le processus du deuil sera d'autant plus rude à traverser et susceptible de complications dans sa dynamique et son évolution. À la différence d'un autre deuil, tourné vers le passé et lié au vécu partagé avec la personne disparue, il faut faire le deuil de l'avenir, en renonçant aux projets prévus et à l'enfant perdu. La difficulté majeure concerne le statut de la perte et sa reconnaissance concrète à la fois pour les parents comme pour la société.

Lorsqu'il s'agit d'un enfant à naître ou à peine né, un enfant potentiel, à l'existence parfois fugitive ou qui n'a jamais vécu au domicile, l'intégration d'une perte réelle extérieure est particulièrement ardue. Car, le prérequis de tout deuil suppose de pouvoir distinguer de soi-même ce qui a été perdu. Pour le perdre, il faut auparavant qu'il ait pu avoir une existence en soi. Ce qui est particulièrement compliqué, dans le cas de la mort périnatale [3, 40, 45,104].

Lorsqu'il y a peu de souvenirs ou de vécus partagés avec l'enfant, il risque avant tout de rester confondu avec l'imaginaire et le rêve. D'un point de vue social, son existence reste fugace et trop courte quand elle n'a été partagée qu'au sein du couple ou de la famille. « Avoir connu » auparavant ce qui a été perdu est une condition indispensable pour permettre le deuil périnatal [40, 45]. Les difficultés du processus du deuil dans la phase de recherche sont d'autant plus compréhensibles. Les allers-retours entre le monde interne, subjectif, lieu d'intériorisation de la perte, et le monde externe, objectif, lieu de sa disparition concrète, deviennent plus confus. La question d'avoir réellement perdu taraude l'imaginaire et la souffrance.

D'autre part, cette situation se complique avec le devenir du corps puisque la crémation d'un tout petit, pratiquée dans 80 % des cas, ne laisse pas de cendres humaines, soit aucune trace. Si bien qu'il ne reste rien de lui, à part le médaillon en porcelaine, proposé souvent pour accompagner la crémation [36].

C'est pourquoi le deuil périnatal peut renvoyer au deuil « infaisable » dans la mesure où il est difficile de se représenter ce qui est perdu et de prendre en considération la perte réelle survenue [52]. Car, la disparition non reconnue de quelqu'un rend le deuil « impossible », comme c'est parfois le cas en l'absence de dépouille du défunt. De fait, le corps sert de support à la pensée pour parvenir à faire son travail de séparation.

Ce deuil indicible de l'imaginaire, porteur des espoirs de tout ce qui avait été projeté, est particulièrement complexe et douloureux, comme l'écrit Camille Laurens : *« Peu importe l'âge auquel meurt un enfant : si le passé est court, demain est sans limites. Nous portons le deuil le plus noir, celui du possible. Tous les parents pleurent les mêmes larmes : ils ont des souvenirs d'avenir »* [1].

L'intrication avec la construction de la parentalité

Actuellement, en France, le nombre des naissances avoisine les 800 000 par an. L'INED estime à deux tiers le nombre des grossesses « bien planifiées » par rapport aux grossesses « non prévues » [2].

Le suivi de la grossesse prévoit sept consultations médicales et trois échographies systématiques, échelonnées. La grossesse est détectée très tôt, dès le retard de règles. Avec les moyens échographiques, l'embryon, puis le fœtus sont dévoilés et visibles. À partir de 14 SA l'image échographique renvoie une image de bébé en miniature tandis que le battement cardiaque est visible et audible dès un mois de grossesse. Entendre, mais surtout voir, donne une réalité extérieure supplémentaire au projet d'enfant et participe à son investissement précoce par les parents, comme à la création du lien d'attachement. Dans une société de l'image et des nouvelles technologies, l'échographie propose aux parents une naissance « anticipée », avec une mise en relief des compétences précoces de l'enfant à naître. Elles nourrissent activement les processus de parentalisation [3]. Pour les soignants, avec la femme enceinte, le fœtus est également devenu un deuxième patient dont ils surveillent le développement et la santé.

Cependant, la perte de l'enfant à naître, ou à peine né, rend le statut des parents plus incertain. Sont-ils réellement des parents à leurs propres yeux et aux yeux de la société ? Ce statut est-il légitime alors que la société surinvestit les liens parents-enfants et que le lien concret avec l'enfant n'existe pas ?

L'intense processus de parentalisation pour cet enfant-là est subitement interrompu. La transmission est empêchée, qu'elle soit génétique, biologique ou humaine, inversant l'ordre des générations qui prévoit logiquement que ce soient les enfants qui viennent à porter le deuil des parents, et non l'inverse. La chaîne générationnelle, où chaque parent peut s'acquitter de sa dette, pour la vie qu'il a reçue, en la transmettant à son tour à un enfant, est rompue [15].

Dans ce contexte, les remaniements identitaires en cours, sollicités par la parentalité pour devenir mère et père, constituent une fragilité supplémentaire dans la traversée du processus de deuil. La blessure narcissique est profonde. Elle met à mal l'estime de soi et le sentiment de sa propre valeur face à cette réalisation de soi qui ne peut aboutir [20, 40, 105].

Cette perte se complique pour la mère avec l'éprouvé physique. L'enfant mort, qui avait été porté vivant dans sa chair propre, devient tout à la fois une réelle perte de soi, corporelle et imaginaire. Le corps n'est plus celui d'avant, mais il est difficile de lui donner un statut lié à la maternité lorsque l'enfant est absent. L'éprouvé physique souffre également de toutes ces contradictions comme de toutes ces ambiguïtés identitaires.

« Qui a été perdu ? », « Qu'est-ce qui a été perdu avec lui ? », « D'avoir perdu, qui suis-je maintenant ? » sont des questions qui jalonnent tout processus de deuil. Elles touchent au remaniement des relations entretenues avec ce qui a été perdu comme avec soi-même. Dans le contexte du deuil périnatal, ce questionnement est d'autant plus difficile qu'il ne restera pas de traces de ce qui a existé dans la réalité. Mais aussi parce qu'il s'intrique avec la construction de la parentalité, elle aussi mise à mal. La réorganisation psychique avec le rétablissement de la santé mentale dont le processus de deuil est la promesse, exige pourtant de pouvoir y répondre clairement et de manière apaisée.

Les répercussions psychoaffectives du deuil périnatal

Selma Fraiberg (1975) avait montré comment les affects, liés à des deuils ou des abandons, pouvaient se transmettre dans le lien mère-enfant à travers le langage paraverbal des attitudes et des comportements. Elle note une possible désaffection ou des surinvestissements dans les liens avec les autres enfants. L'enfant suivant pourrait ne pas avoir sa propre place et vivre avec une sorte de fantôme.

Ou bien les parents continuent à reporter sur lui les représentations relatives à l'enfant perdu [42].

L'impérieux désir d'un autre enfant, tel « un objet de remplacement », pour éviter la souffrance liée à la perte, est connu par ce qu'il est convenu d'appeler « l'enfant de remplacement » ou de « substitution ». Parfois né le même jour, ou portant le même prénom, il prend la place du mort, mais sera confronté, sa vie durant, à un rival invisible ; parfois à la culpabilité inconsciente du survivant ou à des problématiques identitaires par le fait de se vivre trop confondu avec l'autre [19, 45, 84, 85]. Les généalogistes soulignent cette situation relativement fréquente dans leurs investigations, où certains de ces enfants sont devenus des célébrités comme Vincent Van Gogh, Camille Claudel, Salvador Dali, Rainer Maria Rilke, Hermann Hesse ou encore Stendhal [84, 98].

Pierre Rousseau (1995, 1998) a consacré sa clinique d'obstétricien à ce sujet. Ses recherches ont mis en évidence que le deuil périnatal affecte toute la famille par son retentissement sur les liens : à court terme avec la perte actuelle, à moyen terme pour le ou les enfants qui naîtront plus tard, mais aussi à long terme pour les générations ultérieures. Le jeu des identifications et des transmissions, inévitablement à l'œuvre, pèseront tout particulièrement sur une femme devenant mère, alors que, petite fille, elle faisait partie d'une fratrie touchée [95, 96].

Ces multiples répercussions mettent en relief l'impact psychoaffectif négatif, que le deuil périnatal peut avoir potentiellement. Une enquête, publiée en 2015 dans la revue *Paediatric and Perinatal Epidemiology,* montre que 17,6 % des 272 femmes, ayant accouché d'un enfant mort-né, souffrent de dépression encore deux années après cet événement. En comparaison en souffrent seulement 1,9 % des 522 femmes ayant accouché d'un nouveau-né en bonne santé [53].

Mais l'impact de la perte ne touche pas que les parents. Le projet d'enfant et d'avenir est aussi celui d'un couple au sein duquel les processus du deuil seront souvent déphasés. D'autant plus que pour le père les modalités d'expression émotionnelles seront différentes de celle de la mère. Les grands-parents perdent également un petit-fils ou une petite fille, là où l'inversion de l'ordre générationnel apparaît encore plus absurde, dans la mesure où ils sont les plus âgés. Il n'est pas rare non plus que la situation entre en résonance avec d'autres décès périnatals, souvent oubliés, voire cachés dans l'histoire familiale. Quant à la fratrie, s'il y a d'autres enfants, il faudra savoir trouver les mots, selon l'âge de l'enfant, pour parler de ce bébé qui n'a pas pu vivre et qui ne viendra pas à la maison avec le retour de leur mère de l'hôpital [2, 22, 25, 69, 78, 93, 111].

L'aide et le soutien du deuil périnatal

Le constat et la compréhension des difficultés liées au deuil périnatal, ainsi que ses répercussions potentiellement délétères sur la santé mentale des femmes et de leur famille, sont devenus un véritable sujet pour les recherches actuelles. Cet enjeu s'adresse également aux soignants puisqu'ils sont actuellement encouragés dans leurs pratiques à soutenir et accompagner les parents dans leur confrontation aux différents processus du deuil ; l'objectif étant d'en favoriser une meilleure évolution [2, 17, 18, 20, 69, 75, 87, 95].

***Prénommer* :**

La circulaire du 19 juin 2009 dans son article 5-3 indique que *« Dans tous les cas, le personnel soignant veillera à proposer, sans imposer, un accompagnement facilitant le travail de deuil ».* Elle recommande aux établissements de santé des modalités d'accompagnement du deuil périnatal afin d'améliorer la prise en charge de ces situations. Celles-ci sont détaillées longuement, en Annexe I de cette circulaire, pour en préciser les « *principes fondamentaux* ». Elles concernent le suivi des parents, les informations données, la prise en charge respectueuse du corps et de son devenir, la nécessité de pouvoir être formé et sensibilisé à cette prise en charge et de bénéficier d'outils adaptés, en tant que professionnel.

Avec cette circulaire, la situation juridique actuelle est inédite pour des enfants à naître, non viables, au-delà du terme de 15 SA. Elle veut répondre à la « *détresse des parents endeuillés* », comme le laissent entendre ses travaux préparatoires, *« en faisant jouer à l'état civil son rôle symbolique (traces de l'enfant, individualisation de celui-ci) »* [4]. Un ou plusieurs prénoms peuvent lui être donnés. Même s'il n'est pas possible d'établir juridiquement la filiation par un nom, cette inscription désigne cependant le père et la mère. Elle vaut pour toutes les situations médicalement décrites comme fausses couches tardives ou les MFIU et les IMG ayant lieu dès 15SA. Elle donne une réalité à la souffrance des parents en reconnaissant la mort, y compris lorsqu'elle a été décidée, comme dans le cas des IMG.

En même temps que la reconnaissance, cette inscription se propose comme étayage pour ce deuil singulier, grâce à l'aide symbolique d'une procédure qui respecte « *la dignité d'une vie interrompue, fût-elle en devenir, et aide les parents confrontés à cette épreuve à mieux la surmonter* »[4]. Avec l'établissement d'un prénom, le fait biologique est séparé du renvoi à lui-même, en ce qu'il fait sens légitimement, aux yeux de tous, d'un véritable enfant, qui a été rêvé, imaginé et désiré. Le prénom donné, ainsi que « l'acte d'enfant sans vie », établissent simultanément et symboliquement qu'il a été, mais qu'il n'est plus. La mort périnatale dans la sémantique médicale devient clairement un décès périnatal, dans la sémantique administrative, juridique et sociale. Le décès renvoie à la mort d'une « personne », ici à la mort d'un enfant en devenir qui aura eu un temps d'existence, attestée par une opération symbolique. Elle témoigne qu'il était bien parmi les vivants, avant d'être avec les morts [17, 18, 20, 37, 48, 116].

L'évolution des pratiques professionnelles :

Ces changements législatifs et administratifs majeurs sont associés à des changements dans les pratiques des professionnels, eux-mêmes de mieux en mieux formés. Ils s'inscrivent dans la mouvance d'une reconnaissance sociale pour les parents endeuillés qui dépasse un vécu solitaire et singulier. En France, ce sont les travaux pionniers de Maryse Dumoulin (1994) à la maternité Jeanne de Flandres, à Lille, qui auront initié d'autres comportements dans les pratiques professionnelles, que ce soit vis-à-vis de l'enfant mort ou face à la prise en charge du deuil périnatal. L'attention portée au corps du tout-petit, si petit soit-il, sa manipulation, son traitement, sont des éléments marquants dans les nouvelles pratiques ; là où autrefois il pouvait parfois avoir été escamoté, oublié ou même laissé de côté, comme un simple résidu d'expulsion ou d'accouchement. Ces nouvelles pratiques sont devenues progressivement une référence pour les soignants, tant pour le respect du corps que pour accompagner le deuil des parents, bien avant d'être promues légalement [35].

Ainsi, dès 15 SA, en dehors de la possibilité de *« prénommer pour faire exister »* [25] l'enfant sur le livret d'état civil et l'obtention des droits sociaux s'y référant, les soignants ont une mission de prévention auprès des parents dans l'accompagnement du deuil. Les interactions immédiates avec l'enfant sont privilégiées, afin de lui donner une réalité perceptible. Les parents pourront voir et toucher l'enfant mort, s'ils le souhaitent. Le tout-petit lavé et habillé est présenté aux parents comme un enfant, dans les bras du soignant. Des photos, une empreinte de pied ou de main sont prises. Le poids de naissance et la taille sont individualisés. Des bracelets de naissance sont donnés aux parents, éventuellement une mèche de cheveux peut être gardée. L'expression de rituels laïques ou religieux est également encouragée.

Tout est fait pour apporter des preuves de son existence, matérialiser sa perte, accumuler des souvenirs, en espérant, par-là, favoriser le travail psychique nécessaire pour en faire le deuil. Il est demandé aux professionnels d'humaniser le tout-petit pour lui donner un supplément d'existence humaine concrète, grâce à la transformation de leurs pratiques. Elles conduisent indéniablement vers une ritualisation de la mort périnatale dans les services de maternité où les soignants sont à la fois témoins de l'existence sociale d'un enfant, ainsi que les premiers partenaires d'une *« mentalisation de la perte [qui] relie le social à l'affectif »* [5], où se joue une réelle prévention des complications du deuil.

Toutefois, ces changements sont aussi le fruit d'un travail de longue haleine mené par les parents endeuillés eux-mêmes. Car, depuis de nombreuses années, ces derniers ont créé progressivement des groupes de soutien, d'entraides ou d'actions pour réclamer une reconnaissance sociale du deuil périnatal et de leur détresse, parfois loin de l'expertise médicale ou psychologique, quelquefois avec l'aide des professionnels eux-mêmes. Tous ces efforts participent des modifications de la sensibilité sociale actuelle face au deuil périnatal[6].

Le cadre légal et administratif actuel **:**

Non seulement le deuil et la douleur trouvent une reconnaissance sociale, mais qui plus est, ils sont accompagnés de droits administratifs afférents, qui la vérifient et la confirment. La reconnaissance la plus importante concerne le droit aux funérailles. Depuis 2009, les parents peuvent aussi les organiser pour toute mort périnatale, intervenue entre 15SA et 22SA, s'ils le souhaitent. Au-delà de 22 SA ou de 500 gr de poids de naissance, elles sont obligatoires pour la famille, si l'enfant a été déclaré vivant avant d'être déclaré mort. S'il est né mort, elles ne sont pas obligatoires, mais néanmoins possibles. Au-delà de ce seuil, d'autres droits en découlent, notamment pour l'assurance maladie et le congé de maternité, particulièrement avec la protection contre le licenciement, ainsi que le droit à la reprise du travail. Tout comme le montant de l'assurance vieillesse est, lui aussi, majoré en conséquence.

L'ensemble de ces droits, intervenus avec les décrets n°2008-800 et n°2008-798, du 20 août 2008, ainsi que de la circulaire 2009-182, du 19 juin 2009, qui les précise avec de nouvelles instructions, est résumé avec le tableau ci-dessus, en fonction :

- du terme de la grossesse, avant ou après 15SA.
- de la viabilité, que l'OMS fixe à 22SA ou 500gr de poids de naissance, une référence qui est intégrée dans la législation actuelle.
- du fait que l'enfant soit né vivant et non viable, vivant et viable, puis décédé, ou encore soit né décédé. La personnalité juridique n'étant acquise que pour un enfant vivant et viable, avec une filiation. Elle confère un nom, en plus du prénom.

TABLEAU de résumé des droits

Droit/social /civil/pénal	**Enfant né mort**	**Enfant né sans viabilité vivant/ mort**	**Enfant né mort**	**Enfant né vivant**
SA / poids	**< 15 SA**	**≥ 15 SA < 22SA ou < 500gr**	**≥22 SA ou ≥ 500gr**	**≥22 SA ou ≥500g**
Certificat Accouchement	Non	oui	oui	oui
Acte d'état civil	Non	Acte d'enfant sans vie (AESV) possible	AESV possible	Acte de naissance *et* de décès
Autopsie	Accord mère	Accord mère	Accord mère	Accord deux parents
Obsèques	Non	Possible	Possible	Obligatoire
Transport du corps	Règles +/-	Règles +/-	Règles +/-	Règlement concernant les personnes
Permis d'inhumer	Non	Possible	Possible	Obligatoire
Sécurité sociale	Maladie 75 %	Maladie 75 %	Maternité 100 %	Maternité 100 %
Congé maternité	Non maladie	Non maladie	Oui	Oui
Immunité licenciement	Non	Non	Oui	Oui
Congé 3e enfant	Non	Non	Oui	Oui
Retraite	Non	Non	Variable selon les caisses	Oui
Congé paternité	Non	Non	Oui	Oui
Livret de famille inscription	Non	Possible sans délai inscrit en décès	Possible sans délai inscrit en décès	Obligatoire naissance et décès
Prénom	Non	Possible sans délai	Possible sans délai	Obligatoire
Nom de famille	Non	Non	Non	Obligatoire

A noter : La création d'un livret de famille est possible avec un acte d'enfant sans vie et un certificat d'accouchement. Le corps de l'enfant sans vie est conservé réglementairement pendant 10 jours à la morgue. Les parents ou la famille pourront ainsi le revoir ou revenir sur leur décision concernant des obsèques.

***Incarner la perte* :**

L'inscription à l'état civil, les droits sociaux et les funérailles, s'intègrent à l'économie psychique du deuil périnatal pour en favoriser le meilleur déroulement. Parce qu'ils concrétisent la perte, ils soutiennent le travail psychique de va-et-vient entre la réalité externe objective et la réalité interne subjective ; entre le lieu de la perte réelle d'un enfant, qui exige l'acceptation, et le lieu intime de son intériorisation et de son intégration, avec ce qu'il représente désormais dans le lien avec lui [17, 18, 20, 37, 48, 116].

Par ces caractéristiques sociales, le deuil périnatal remplit ainsi les trois conditions fondamentales, reconnues comme indispensables, à tout processus de deuil. Le décès se situe dans une temporalité nécessaire pour confirmer une existence, grâce à une attestation d'accouchement qui déclare qu'il y a un début et une fin. Mais le décès s'inscrit également dans un vrai rapport avec le système de parenté, signifiant la filiation et la transmission, grâce à un prénom. En dernier lieu, ces différents éléments entretiennent un rapport réel avec la perte. Car ils sont, en même temps, supports de pensées et de représentations pour son élaboration, en particulier l'accès aux funérailles ou à d'autres formes de rituels signifiants, liés à l'appartenance culturelle ou religieuse [72].

Toutes les modalités de traitement du réel, qui proposent un renforcement pour cet étayage symbolique, pourront venir soutenir le douloureux cheminement du deuil périnatal, au plan individuel, du couple ou de la famille. L'intervention des professionnels de santé en constitue une aide remarquable, dont la sage-femme spécifiquement.

Les spécificités contextuelles du deuil périnatal

Pour les parents, au-delà de la difficulté d'intégrer la perte du tout petit et de la reconnaître, les circonstances de sa survenue s'inscrivent dans trois moments qui prennent l'allure d'un choc.

Il y a le choc lié à l'annonce, avec son contexte, et la manière dont elle a été faite ; que ce soit pour annoncer la mort elle-même ou le handicap qui a motivé l'IMG. La déflagration psychique interne est d'autant plus massive que l'annonce a été brutale sans laisser la possibilité d'anticiper l'effondrement, ne serait-ce qu'un court moment, grâce, par exemple, à des paroles préparatoires formulées par le soignant. L'attitude de ce dernier peut devenir une source de colère pour les parents [8].

Il y a le choc lié à la rencontre avec l'enfant sans vie qui atteste de la réalité de son décès, avec toute sa singularité. Notamment, lorsqu'il s'agit d'une IMG, avec le constat de la gravité du handicap ; ou le constat qu'il s'agit bien d'un enfant et qu'il n'est pas monstrueux. Le deuil sans reconnaissance du corps peut parfois faire place à des représentations imaginaires plus choquantes que la réalité.

Toutefois, toucher et voir le tout petit décédé, ne va pas de soi pour les parents. Leur choix est à respecter autant que la présentation, de leur enfant, demande à être accompagnée avec empathie. Ces deux critères semblent indispensables afin que cette rencontre ne suscite pas un possible vécu post-traumatique supplémentaire [6, 16, 20, 54, 62, 63, 69].

D'autre part, à la naissance, cette rencontre avec l'enfant réel décédé reste nimbée de l'enfant imaginaire espéré. Si bien que les parents restent souvent insensibles à un corps sans vie déjà abîmé par la mort, dont la présentation humanisée reste problématique pour les soignants. La force de cette subversion subjective, capable de dénier la mort, est manifestée par l'attitude des parents lorsqu'ils n'y voient qu'un bébé, à l'image de celui attendu, rêvé et désiré. Car, *« le bébé construit la parentalité. Même le bébé mort. Très souvent le fait de porter l'enfant déclenche d'autres gestes de maternage »* [7].

Une rencontre ultérieure, en chambre mortuaire, à la maternité, voire à la morgue, fait généralement place à un vécu différent. La mort y apparaît sous son vrai visage avec les marques laissées sur le corps sans vie, froid et figé entre temps.

Néanmoins, ces rencontres avec l'enfant décédé permettent de matérialiser sa perte, de « voir pour croire ». Et, comme pour la dépouille défigurée d'une personne décédée, voir et toucher une partie du corps seulement peut permettre de matérialiser et de reconnaître sa perte. En particulier pour la mère qui peut ainsi objectiver les différentes ruptures qu'elle éprouve dans les sensations qui la reliaient intimement à la vie du bébé en elle.

Il y a aussi le choc du retour à la maison, les bras vides face au berceau vide. Le bébé était attendu dans le quotidien où tout a parfois déjà été préparé et organisé pour l'accueillir : sa chambre, ses objets, ses vêtements, son arrivée dans la fratrie. Le vide, le manque et l'absence s'infiltrent douloureusement dans tous les aspects de la réalité quotidienne. Ces éléments matériels méritent d'être traités sans empressements puisqu'ils offrent un étayage pour concrétiser la perte et favoriser le processus du deuil.

Car, souvent la famille croît bien faire en faisant tout disparaître. De la même façon garder des objets, témoins de l'existence du bébé attendu, entretient sa mémoire en étant dépositaire de son souvenir. Souvent les parents se fabriquent eux-mêmes un « coffret à souvenirs » alors qu'ils sont nombreux à bénéficier de celui proposé par l'association SPAMA[8].

Les émotions du deuil périnatal

L'évolution du deuil périnatal est conforme aux caractéristiques communes marquant le deuil en général. Sans être linéaire, chaque deuil périnatal est singulier et relatif à la personne qui le vit. Les émotions du deuil, avec la colère, la peur et l'anxiété, le vécu dépressif et la culpabilité sont marquées par un contexte spécifique. Elles ont besoin d'être reconnues et confirmées sans jugements.

La protestation ou la colère sont une manière de rester en contact avec ce qui est arrivé dans la réalité. Elles conduisent à rechercher une cause, avec le sentiment d'y être pour quelque chose. La colère peut se cristalliser sur des circonstances particulières parfois tout à fait légitimes, même si elle en déforme l'impact. Parfois, elle se retourne contre les soignants eux-mêmes. Car, leurs différentes interventions jalonnent le parcours du suivi de la grossesse comme celui de la naissance. Cette forme de colère s'apaise avec le temps alors qu'une colère excessive, qui perdure et envahit l'ensemble du champ émotionnel et psychique, masque souvent des problématiques plus profondes, plus complexes et d'une autre nature.

La peur et l'angoisse sont liées à l'effondrement de tous les repères qui faisaient sens et dont l'enfant attendu était partie prenante. En général, la peur trouve sa source dans des motifs plus pratiques et matériels, alors que l'anxiété, voire l'angoisse, relèvent d'une dimension plus affective, émotionnelle et fantasmatique. Par exemple, l'angoisse peut être liée à une perte qui réduit à néant les espoirs de maternité alors que la peur, de son côté, peut s'attacher aux contraintes sur le corps de nouveaux traitements ou d'un parcours de soin pour tenter de recommencer. L'intensité des émotions du deuil, avec leur portée anxiogène et la confusion des repères, peut également faire peur.

La culpabilité est une constante dans tout processus de deuil alors qu'elle est aussi intimement associée à la construction de la parentalité. Elle fait corps avec la préoccupation du bien-être de l'enfant et de sa protection lorsqu'il est menacé. De ce fait, par l'accent que la culpabilité met sur ce qui été fait, ou pas fait, en termes de faute, se développe un sentiment de culpabilité d'autant plus intense. Il se nourrit de considérations parfois aussi rationnelles qu'irrationnelles. Mais surtout, de l'effet d'une auto-accusation qui revient sur les faits et les actions du passé qui auraient pu empêcher la mort de survenir dans le présent. Car le sentiment de culpabilité concerne plutôt *« la façon dont cela est ressenti par celui qui est accusé. Accusé par les autres ou par lui-même »*, et dont *« le point ultime de resserrement, de repli, sera l'intériorité de "se" sentir coupable, de "se" déclarer coupable, de "se" reconnaître coupable »*[9].

Le sentiment de culpabilité va de pair avec un jugement négatif sur soi-même. Il génère une baisse d'estime de soi. C'est pourquoi il retentit ici sur l'estime de soi en tant que parent. Dans le cas d'une IMG, il est toujours décuplé et d'autant plus fort qu'il est associé à des mouvements émotionnels fortement ambivalents lorsqu'il peut se nourrir de deux élans conscients ou inconscients, contradictoires. Il oscille entre le mouvement vers cet enfant attendu, idéalisé, mais perdu, et l'hostilité vis-à-vis de ce que cet enfant n'a pas pu être ou n'a pas pu apporter, en étant ce qu'il est.

Quels que soient les tourments du sentiment de culpabilité, il a besoin d'être reconnu sans chercher à le minimiser, pour rassurer. D'autant plus qu'il témoigne et confirme l'investissement parental vis-à-vis de cet enfant. Lorsqu'il reste immense, sans s'atténuer avec le temps, et qu'il occupe toutes les pensées, ce sentiment entrave le processus de deuil.

La négociation ou le marchandage, qui cherchent à négocier avec la réalité, afin qu'elle soit moins douloureuse à affronter, font partie des mesures de protection dans le processus de deuil. Elles témoignent encore des efforts faits pour éviter d'accepter la perte dans tout ce qu'elle représente en termes de souffrance. De ce fait, elles s'entremêlent avec le sentiment de culpabilité. Lorsque le décès périnatal fait suite à une IMG, les parents ont généralement déjà été mobilisés par de tels mouvements psychiques, après l'annonce du handicap, pour négocier avec sa gravité, avant de l'accepter avec tout ce qu'il signifie.

Face à la détresse, aux blessures et à la violence émotionnelle du deuil périnatal ; face à l'isolement, la solitude et la difficulté à partager sa détresse avec l'entourage, la stratégie susceptible de composer avec la souffrance peut être celle qui remplace un projet d'enfant par un autre.

La pensée de « l'enfant de substitution », grâce à une nouvelle grossesse, est retrouvée dans le discours des parents avec constance. Pouvoir la caresser en pensées, souhaiter une nouvelle grossesse rapidement, fait place à des tentatives de marchandage de la douleur compréhensibles. L'expression de ces souhaits est favorisée devant une sage-femme dont le métier a une portée réelle et symbolique qui peut soutenir cette ambivalence. En parler, très concrètement, offre un support pour les pensées et l'élaboration de la place de l'enfant perdu, tout en permettant de se laisser aller à sa douleur. En ce sens, ces mouvements favorisent le deuil périnatal alors que la mise en acte d'une nouvelle grossesse, trop rapidement, pourrait le bloquer ou l'entraver.

Le vécu dépressif, dans le deuil périnatal, est la pierre d'achoppement de la dépression clinique. Comparée à une autre situation de deuil, sa plus grande fréquence est actuellement reconnue concernant les mères, aussi bien pour celles ayant un passé dépressif que pour celles sans antécédents [53]. Alors que le vécu dépressif témoigne normalement du bon déroulement du processus du deuil, il peut se figer ici dans la perte. Elle ne peut ni être acceptée, ni être intégrée si la réalité de son existence n'a pas pu être reconnue auparavant [46, 47, 81].

L'aide à la concrétisation de la perte de l'enfant qui était attendu prend ainsi tout son relief dans l'accompagnement des parents. En effet, cette concrétisation soutient en continu le processus du deuil et prépare, malgré tout, des remaniements indispensables. L'aide continuellement apportée à cette concrétisation, y compris par les professionnels, finit par aider les parents à « véritablement » accepter de perdre grâce à la certitude et la reconnaissance que ce qu'ils ont perdu a réellement existé. En particulier grâce à la reconnaissance de l'enfant à l'état civil et grâce aux funérailles qui lui attribuent un lieu de recueillement et de souvenir. Ce, afin d'éviter au mieux des complications possibles pour le deuil.

L'ambivalence des émotions dans leur tonalité et leur intensité est retrouvée tout au long du processus du deuil.

Aller mieux, aller moins bien, parsèment sa progression de plages plus ou moins grandes avec quelquefois des vagues négatives, qui donnent la sensation d'être renvoyé aux moments passés les plus douloureux de la perte, comme si rien n'avait changé. Pourtant ces alternances témoignent des remaniements internes en cours, et sont rassurantes quant à la dépression, lorsque les symptômes dépressifs sont au premier plan. Cette ambivalence est ainsi un indicateur du bon déroulement du deuil, en particulier pour le professionnel de santé, là où la dépression n'a qu'un seul visage.

Le couple, la fratrie, la famille et l'entourage

Le couple : Le deuil périnatal est un cheminement individuel différent d'une personne à une autre, à l'image de son histoire et du lien construit avec le tout petit décédé. De ce fait, dans un couple, il n'y a pas de synchronisation du vécu, tandis que les phases du deuil correspondent à des émotions qui surviennent de manière désordonnée. Elles demandent, toutefois, à être reconnues. Tandis que l'un vivra un moment de répit, l'autre pourra être tout aussi bien au creux de la vague. Le savoir, et en tenir compte, permet d'éviter des reproches et des incompréhensions inutiles [2, 20, 34, 95, 111].

La mère, en portant l'enfant à naître, a vécu avec lui des échanges de perceptions et de sensations charnelles. Les remaniements corporels de la grossesse y font écho. En le perdant, elle perd une partie de soi sans autre compensation que le vide, l'absence et le manque, consécutifs aux ruptures de perceptions et de sensations. Parfois, se ressentir comme encore enceinte laisse dans un déni protecteur. Mais la naissance s'inscrit aussi dans un éprouvé et des marques corporelles absurdes, voire douloureuses. Parler, faire le récit de ce qui s'est passé, de ce qui est vécu et des émotions traversées sont une manière de retrouver du lien avec le tout petit, y compris grâce aux sensations corporelles que la parole mobilise. Le récit, sans cesse répété, permet l'expression émotionnelle autant que de retrouver des repères dans les confusions survenues. D'autant plus que, pour la mère, la mort a eu lieu à l'intérieur d'elle-même, dans le télescopage intime de la vie avec la mort [40, 105].

Les réactions du père sont modulées par sa socialisation en tant qu'homme qui aura façonné son identité masculine. Elle peut l'inciter à se montrer plus stoïque, voire à cacher sa souffrance pour se montrer moins vulnérable et plus conforme aux normes sociales valorisées. Elle peut aussi venir freiner l'expression émotionnelle et laisser davantage de place aux stratégies d'évitement, comme la fuite dans l'activité ou le travail ; mais aussi en niant ses besoins et ses émotions ou en consommant des substances psychoactives. Les réactions du deuil sont parfois retardées chez les pères dans la mesure où ils donnent d'abord sens au lien avec le tout petit en soutenant la mère et l'entourage [4, 5, 20, 34, 37].

Quel que soit le couple, qu'il soit hétéroparental ou homoparental, il est, lui aussi, en deuil de l'enfant attendu et du projet qu'il représentait. La perte vient questionner la place qu'il avait dans ce qui unit. Malgré tout, même si la traversée est rude, la majorité des couples ne se séparent pas et réussissent à progresser ensemble dans le deuil, au-delà des vécus individuels [2, 20, 34, 111]. Il n'est pas rare que, seul ou ensemble, les parents en viennent à réaliser des choses exceptionnelles qui donnent sens à ce qu'ils vivent [31, 38] ; parfois, avec la réalisation d'un petit ou d'un grand voyage à deux, ou l'investissement d'un changement significatif pour le travail ou le lieu d'habitation.

La fratrie : En général, avoir déjà un autre ou d'autres enfants est un énorme soutien pour les parents endeuillés qui estiment que leur sentiment de vide s'en trouve allégé [61, 30]. Néanmoins, certains parents pensent qu'ils sont trop petits pour comprendre, tentent de les tenir à l'écart ou évitent de leur en parler afin de les protéger. Pourtant si petits soient-il, les enfants ont besoin avant tout de savoir, plutôt que de comprendre. Des explications simples, adaptées à leur capacité de compréhension, leur évitent l'invention de scénarios angoissants et imaginaires. La tristesse des parents a besoin d'être parlée plutôt que d'être cachée. En même temps que l'attachement manifesté pour le tout petit décédé, l'enfant y reçoit la confirmation de l'attachement que ses parents ont pour lui, puisqu'ils seraient tristes de la même façon sans lui [22, 30, 31, 38].

Jusqu'à 2 ans, l'enfant est sensible aux modifications de son environnement comme à la détresse de sa mère ou de son père

De 2 à 5 ans, il ne comprend pas le caractère permanent de la mort et peut tout prendre au pied de la lettre. Il est fortement tourné vers lui-même, mais capable de poser beaucoup de questions. La « pensée magique » le porte à croire que tout ce qu'il dit ou pense existe vraiment, ou se réalise. Il pourrait croire qu'il y est pour quelque chose dans ce décès à cause des sentiments ambivalents développés vis-à-vis de l'arrivée d'un petit frère ou d'une petite sœur. Il peut se montrer apparemment insouciant grâce au jeu alors qu'il s'agit d'un déni protecteur momentané. Il peut aussi adopter des comportements plus régressifs.

De 5 à 8 ans, il comprend le sens de la mort avec sa permanence, mais peut s'étonner qu'elle puisse survenir si tôt. Il a tendance à poser beaucoup moins de questions et à chercher à cacher davantage ce qu'il ressent.

De 9 à 12 ans, sa compréhension est presque la même que celle de l'adulte. Il peut avoir des attitudes de déni, d'anxiété ou de désarroi. Il se questionne beaucoup, mais se retient d'exprimer des émotions par des comportements qui lui paraissent trop infantiles et qu'il commence à peine à laisser derrière lui.

Les parents peuvent s'aider d'histoires à raconter à leurs enfants, en fonction de leur âge, grâce à des livres adaptés ; parfois conçus par les parents endeuillés eux-mêmes[6]. Ils peuvent aussi partager avec leurs enfants des petits rituels ou des gestes symboliques comme celui d'un dessin ou d'un objet offert au tout petit décédé.

La famille et l'entourage : Le deuil a besoin d'être reconnu afin que la perte puisse être acceptée : *« Il n'y a de mort vraie que socialement reconnue »* [11]. La reconnaissance procurée par l'entourage familial et social permet d'entériner la perte, en signifiant sa place marquée de l'absence et du manque dans la réalité. Elle légitime aussi le parcours douloureux qui s'ouvre avec la traversée du deuil tout comme elle valide des comportements qui ne sont pas acceptés en dehors de ce contexte. Les funérailles en sont un temps marquant puisqu'elles officialisent le deuil [9, 17, 22, 54, 71, 73, 109, 116].

Pourtant cette reconnaissance, aussi essentielle qu'indispensable dans tout processus de deuil, ne va pas de soi. Une sorte de pression sociale subsiste toujours plus ou moins pour suspecter cette mort de ne pas en être une, lorsque l'enfant à naître n'a pas vécu. C'est parfois aussi le cas dans la famille, pour les proches ou même pour l'environnement professionnel. Sans la reconnaissance d'un deuil véritable, les parents sont renvoyés à la solitude avec leur détresse, voire avec une certaine honte [101].

La famille et l'entourage peuvent aussi bien freiner que faciliter le processus du deuil. Partager ce qu'ils vivent reste pour les parents particulièrement difficile. Ce partage dépend de la qualité des relations, et de la communication, entretenue avec les autres, qu'ils soient proches ou moins proches. Le partage se heurte souvent à des réactions inadaptées, des remarques qui minimisent ou relativisent la perte, des injonctions à positiver, même si elles se veulent bienveillantes. Inversement, les autres s'effondrent parfois lors de l'annonce, mettant les parents en position de devoir les soutenir, alors que ce sont eux qui ont surtout besoin d'écoute et de compréhension [74]. Au sein de la famille, les relations avec les grands-parents, également lourdement impactés, demandent à être renégociées. Entre le besoin de proximité, de soutien et de bonne distance, il s'agit de ne pas substituer la peine des uns à celle des autres, en particulier dans les relations mère-fille. L'annonce, pour les parents, se teinte souvent de la peur de décevoir leurs propres parents. En parler est encore plus difficile lorsqu'il s'agit d'une IMG.

Les grands-parents sont également en deuil. Ils perdent une projection dans l'avenir qui leur permettait d'avancer en âge plus sereinement. Même sans en parler, par leur écoute, leur présence, ou leur aide concrète, ils peuvent être d'un grand réconfort. Bien souvent, c'est malgré tout l'occasion de revenir sur d'autres situations de deuil périnatal survenues dans la famille, inconnues jusque-là [93, 78].

L'environnement professionnel confronte aux mêmes ambivalences. Là aussi, la qualité des modalités relationnelles avec les collègues de travail est déterminante. Le besoin de parler se heurte à comment le dire, comment réagir, comment partager ou trouver de la compréhension, sans être submergé par les réactions des autres. Certains parents se tournent vers les réseaux sociaux, mais aussi des forums, pour y signifier leur perte et partager leur peine avec une communauté virtuelle. Elle peut leur donner l'occasion d'échanger réellement de leur vécu avec d'autres, confrontés à la même épreuve ou non.

En dépit des apparences, et parfois malgré des réactions d'hostilité face au contact social, les parents endeuillés ont un énorme besoin d'aide. La douleur coupe des proches et des autres alors qu'ils sont des acteurs essentiels pour favoriser leur progression dans le deuil périnatal. C'est pourquoi l'aide, apportée par les professionnels de santé, ou des associations, y joue un rôle essentiel, en particulier en ce qui concerne la sage-femme qui occupe une place privilégiée grâce à ses compétences propres, associées à la fonction hautement symbolique de son métier.

Notes :

1. Laurens, 1995, p.62.

2. Institut National des Études Démographiques. Regnier-Loilier Arnaud, Leridon Henri, 2007.

3. Cesbron P. (sous la direction de) 2006. La vie d'avant la vie. L'anténatal, *Revue spirale*, n° 36, Toulouse, Eres.

4. Assemblée Nationale, Proposition de loi du 7 mars 2008

5. Bacqué, 2002, p.269.

6. Des indications, en ce sens, figurent en fin d'ouvrage grâce aux liens relatifs aux associations œuvrant pour le deuil périnatal, p.86.

7. Bacqué, Merg, 2013, p.63

8. SPAMA : Soins palliatifs et accompagnement en maternité.

9. Ricoeur, 1998, p.13-14

10. Thomas, 1975, p.5.

III. Le suivi postnatal à domicile fait par une sage-femme

Rétablir une continuité de soin

Dans le cadre du deuil périnatal, grâce à des soins centrés sur la personne, ce suivi permet de répondre au besoin parental à plusieurs niveaux [79] :

- Il rétablit une continuité de soins entre le suivi prénatal, l'accouchement et le retour à domicile ; c'est le cas pour toute naissance vivante grâce à des dispositifs adaptés, y compris pour les sorties précoces, avec le PRADO[1]. Car, en situation de deuil périnatal, le séjour en maternité est généralement escamoté, avec à peine 24 h ; le retour à domicile ne prévoit pas le passage d'un professionnel de santé et la consultation postnatale est lointaine, 4 à 6 semaines plus tard. La femme peut rester sans contact avec un professionnel de santé pendant longtemps.
- La prise en charge est individualisée pour la mère, avec la possibilité d'y associer le père, et de tenir compte du couple, de la fratrie et de la famille. Cette approche répond aux besoins identifiés pour la prise en charge de personnes en situation de vulnérabilité, comme c'est le cas pour le deuil périnatal. Vulnérabilités cumulées, puisque la grossesse et le post-partum sont également reconnus comme tels.
- Il permet de prendre soin de la santé physique et psychique de la mère en tenant compte de celle du père, du couple et de la famille grâce à une consultation médicale, associée à du soutien, des conseils, des informations et des orientations en cas de besoin. Une aide à la planification d'une autre grossesse peut également être proposée.

- Il renforce l'accès et l'utilisation des services de soins offerts par le système de santé, pour les parents, en particulier pour les situations de précarité psychosociales.

Offrir un étayage symbolique indispensable

Dans le contexte du deuil périnatal, ce suivi offre un étayage essentiel au processus du deuil grâce à la portée symbolique de l'activité et du métier de sage-femme où :

- Le suivi postnatal, fait par la sage-femme, vient signifier qu'il y a bien eu une naissance et des parents, comme c'est le cas lorsque l'enfant est vivant. La parentalité est confirmée.
- Les soins, les informations, les conseils, le soutien et les échanges concrétisent la perte du tout petit en offrant des supports de pensée pour son élaboration.
- Par sa présence et son action, la sage-femme, en tant que professionnelle, apporte reconnaissance et soutien social au deuil des parents, et à ce qu'ils traversent.
- La fonction symbolique du métier lui-même renforce la présence et l'action de la sage-femme au domicile.
- La sage-femme représente un lien avec le tout petit perdu, tel un témoin de son existence pendant la grossesse et l'accouchement. Parfois, c'est seulement une sage-femme qui l'aura touché et présenté concrètement dans ses bras lorsqu'il est né sans vie.
- La sage-femme atteste de la naissance, de la transmission de la vie et de la filiation avec un père et une mère, tout en étant présente au domicile à cause du décès du tout-petit. Sa fonction symbolique permet d'associer la vie avec la mort, avec la portée de l'existence et l'espoir de la vie qui demeure malgré tout.
- La sage-femme permet de situer le deuil périnatal comme un événement qui fait partie de la normalité de

l'existence humaine, sans le stigmatiser comme un processus pathologique ; en particulier avec son activité dédiée à la vie, ses processus physiologiques et des compétences centrées sur la santé.

- Par sa portée, la fonction symbolique du métier de sage-femme soutient ainsi les trois conditions indispensables à tout processus de deuil : situer la perte dans la temporalité d'une existence, entre un début et une fin ; la signifier dans son rapport avec un système de parenté ; offrir par sa présence et son action des supports de pensée pour son élaboration [22, 24, 72].

Les différents temps du suivi à domicile

Le suivi postnatal s'inscrit dans celui du postnatal en général. Habituellement il intègre : un examen clinique, des soins et des conseils adaptés pour favoriser la récupération physique après la grossesse et l'accouchement ; mais aussi le maintien et la promotion de la santé physique et mentale de la mère, celle de l'enfant, et le soutien de la parentalité avec une attention centrée sur l'identification précoce et le soutien des problèmes physiques, émotionnels, psychiques et sociaux [79].

Ce suivi tient compte des vulnérabilités spécifiques. Il permet d'impliquer le père et permet d'aider les parents à reconnaître les perturbations de la récupération normale et de leur apporter des réponses individualisées. La sage-femme, dont les compétences sont centrées sur la santé, sa promotion et les ressources adaptatives afin de la récupérer, en est l'acteur principal.

Centré sur la personne et ses besoins individuels, dans l'esprit d'une prise en charge globale de la grossesse et de la naissance, ce suivi est proposé, et non imposé. Il invite parents et professionnels à former un partenariat où chacun reste acteur dans l'offre de soins et de soutien. C'est pourquoi la qualité des relations parents-professionnels est essentielle avec le rôle joué par la communication interpersonnelle et la coordination des professionnels et de leur structure en amont.

La clinique postnatale du deuil périnatal :

Elle répond aux différentes modalités du suivi postnatal général, mais elle est centrée sur la vulnérabilité spécifique relative au deuil périnatal ainsi que sur la dimension particulière que prend la parentalité dans ce contexte, avec la perte et l'absence de l'enfant.

Le processus du deuil périnatal étant reconnu dans sa normalité, relative à des réactions physiques et psychiques caractéristiques, la sage-femme est le professionnel de premier plan le plus adapté pour intervenir de manière précoce en postnatal, sans rupture de continuité avec le suivi prénatal et l'accouchement. Cette prise en charge, par sa dimension générale de proximité et de continuité avec la grossesse et l'accouchement, permet de ne pas stigmatiser les parents, tout en préservant la possibilité d'une orientation ultérieure vers des spécialistes, si nécessaire, en particulier pour un suivi psychologique.

La coordination des professionnels en amont :

Il est préférable que la première visite à domicile se fasse le plus rapidement possible après la sortie de l'hôpital et le retour à domicile sans tout petit ; comme c'est le cas d'ailleurs pour les sorties précoces. La présence de la sage-femme apporte du soin et du réconfort lorsqu'il faut affronter la solitude, le vide et la souffrance liée à l'absence du tout petit au plus près du quotidien. Soit, là où il était attendu avec une organisation familiale et des objets concrets pour l'accueillir.

Il est souhaitable que cette intervention réponde à une collaboration entre les différents professionnels, hospitaliers et extra-hospitaliers. Ce, grâce à une coordination qui repose sur un dispositif prévu et un partage d'informations qui favorise le suivi au domicile. Cette circulation d'informations concerne aussi bien les données médicales de la grossesse, de l'accouchement, du séjour à l'hôpital, que les données psychosociales marquantes. La sage-femme y trouvera des repères pour son intervention et pour les échanges qu'elle aura avec les parents lorsqu'il faudra revenir avec eux sur ce qui s'est passé et sur ce qu'ils ont vécu.

La manière de proposer le suivi par les professionnels, tout comme la manière d'établir le premier contact avec la patiente, notamment avec la façon de se présenter pour la sage-femme, influence l'alliance qui pourra se construire ultérieurement. Il est souhaitable que des informations claires soient données aux parents, aussi bien par les professionnels qui en font la proposition, que par la sage-femme qui les prend en charge. L'attention portée aux mots concernant le tout petit ainsi qu'aux formules de politesse spontanées, ici inadaptées, telle que souhaiter une bonne journée, y jouent leur rôle [77].

La spécificité de la consultation à domicile :

Chaque visite à domicile postnatale prend soin du corps de la mère, ainsi que de ses changements, et procure un soutien psycho-émotionnel attentif à la situation de deuil avec ses difficultés, pour elle, son conjoint et sa famille. La tonalité, l'intensité et les fluctuations du deuil donnent des indications à la sage-femme quant à son évolution, en particulier pour le déni et la sidération, initialement prégnants, qui devraient s'estomper ultérieurement.

Des informations et des conseils adaptés peuvent être donnés, en fonction, y compris pour les démarches administratives et les décisions qui varient parfois, après coup, quant au devenir du tout petit ; tels les objets liés à son existence, des photos, les funérailles, un prénom, une autopsie, une demande pour voir ou revoir le corps, individuellement, en couple ou avec la famille. Les orientations et le relais vers d'autres professionnels en découlent.

La clinique corporelle :

Elle relève de la clinique postnatale générale centrée sur la santé et la récupération corporelle de l'état gravide lié à la grossesse et l'accouchement. Ce sont des problématiques diverses telles les lombalgies, la constipation, les hémorroïdes, les céphalées ou la fatigue ; mais aussi les douleurs de cicatrice ou périnéales, les douleurs des tranchées ou dans les seins, les pertes vaginales, les saignements ou les problèmes urinaires [79].

Ces problématiques, plus ou moins importantes, s'intriquent avec le vécu de la perte du tout petit et de son absence, sous le signe de l'ambivalence de la douleur et de la détresse. Le vécu corporel ouvre sur une sorte d'absurdité, avec des confusions et des contradictions insupportables. Pourquoi des douleurs, parfois une montée de lait, une épisiotomie ou des lésions périnéales ? L'absurdité, le non-sens et les confusions font écho à l'absence du tout-petit. Prendre soin du corps c'est en même temps prendre soin de ce vécu.

La sensation d'être toujours enceinte, ou de perceptions internes qui seraient encore celles du tout petit en soi, entraîne davantage de confusions lorsqu'il n'y a pas de bébé réel et vivant qui puisse y faire écho. Si elles persistent, elles témoignent de la difficulté à intégrer sa perte, voire des effets d'un déni. La présence de la sage-femme, et son action, redonnent des repères pour la réalité advenue, et qui n'est pas un rêve. Il y a bien eu un bébé, mais il n'est plus.

Les affects liés à la douleur témoignent de la même ambivalence. La douleur corporelle liée aux conséquences de l'accouchement peut être réprimée avec l'anesthésie affective des émotions. Mais elle peut tout autant être exacerbée par la détresse émotionnelle. L'utilisation d'une échelle verbale[2] pour évaluer la douleur somatique peut aider à trouver des repères pour mieux la prendre en compte, notamment pour ne pas passer à côté d'une douleur aiguë dans ce contexte. Il est notable que, sans échelle de douleur, les soignants en sous-estiment l'intensité chez les patients.

Dès 16 semaines d'aménorrhée, les seins se sont assez développés pour produire du lait. Or, l'accouchement, avec l'expulsion du placenta, déclenche la montée laiteuse pour en amorcer la production. Le corps n'a pas encore intégré qu'il n'y a pas de tout petit à nourrir. Si bien, que s'il y a une montée laiteuse, elle survient au domicile après une sortie très précoce de l'hôpital. Sans traitement bloquant, voire en dépit de, les seins peuvent devenir tendus, gonflés et douloureux. Même si la mère a été informée et préparée à voir éventuellement couler du lait de ses seins, cette expérience est bouleversante pour elle. Là encore, l'ambivalence peut osciller entre le réconfort procuré par ces « larmes blanches » [100] en lien avec le tout petit ; ou l'accablement qui augmente la peine.

Avec la récupération corporelle postnatale, le corps retrouve peu à peu son état pré-gravide. Toutefois le vécu corporel subjectif peut-être très différent. Ne plus « être » la même qu'avant, sans pouvoir se reconnaître, peut venir brouiller l'image corporelle de soi et le sentiment de l'identité propre, notamment pour les questionnements autour de la parentalité : comment se comprendre et se concevoir mère ou parent alors qu'il n'y a pas d'enfant ? Sans être aux prises avec de tels éprouvés physiques, ce questionnement s'impose également au conjoint, tout en impactant le lien de couple.

Le vécu psycho-émotionnel :

Le suivi postnatal à domicile, très précoce après la sortie d'hospitalisation, situe l'intervention de la sage-femme auprès de la mère et des parents, dans un temps de transition entre les événements choquants et une réalité qui s'impose progressivement. La première consultation peut rester marquée par les effets du déni, de la sidération et de l'anesthésie émotionnelle, pour le père aussi bien que pour la mère.

L'afflux d'un vécu et d'une expression émotionnelle contrastée témoigne d'une transition. Il remobilise la pensée. De ce fait, il peut motiver des changements dans les comportements et les choix faits initialement durant le temps de l'hospitalisation. Que ce soit en ce qui concerne le devenir du corps du tout petit, les conduites sociales, professionnelles ou administratives, voire les choix et les conduites privées.

Les premiers temps témoignent souvent de comportements d'évitement face à tout ce qui peut relier à l'impact traumatique de la perte du tout petit : femmes enceintes, bébés, objets réels ou symboliques, par exemple une fête d'anniversaire.

Le récit de soi :

Le récit prend ici toute son importance. Dans l'intervention précoce, l'invitation par la sage-femme à raconter qui a été perdu, ce qui s'est passé et comment c'est arrivé, prend la place d'un débriefing psychologique postnatal d'un événement traumatique, possible pour les deux parents. Ce récit est susceptible d'ordonner la réalité et de la situer dans une temporalité. Là où cette réalité aura fait perdre le lien avec tous les repères habituels. De cette façon, le récit soutient les mouvements du deuil tout en offrant une prévention possible du stress post-traumatique [20, 22, 113, 116].

Néanmoins, raconter simplement son vécu ne garantit pas l'efficacité d'un débriefing. L'intervenant doit être reconnu comme étant compétent pour être en phase avec les événements vécus relatés et être capable de saisir les modalités de compréhension rapportées. Dans ce cas, le caractère médical et la proximité de l'activité de la sage-femme avec la naissance sont particulièrement adaptés. Elle n'est pas étrangère à la situation, à son contexte et sa compréhension. Un lien de confiance peut se tisser dans l'écoute active et empathique, sans que les questions ou les interventions ne se fassent, à leur tour, intrusives [79].

Car, pour préserver la valeur du débriefing, l'intervenant doit veiller à respecter le rythme du récit, avec ses nuances, tout en le sollicitant, notamment grâce à des reformulations. Cette posture d'écoute active est familière à la sage-femme dans son activité générale centrée sur la santé et les ressources adaptatives propres. Elle relève aussi tout particulièrement de sa pratique de l'entretien prénatal précoce autant que de l'entretien postnatal quand c'est le cas.

Se raconter, c'est à la fois être ce que l'on est présentement, tout en le reliant, sous la forme du récit à ce que l'on a été auparavant. Le récit permet ainsi de s'affirmer dans la continuité de son identité propre, malgré les changements intervenus. Car *« la personne, comprise comme personnage de récit, n'est pas une entité distincte de ses « expériences »* [3].

Dans cette situation, le récit de soi pour parler de la grossesse et de la réalité du tout petit, si difficile à appréhender, parler et raconter les détails de sa mise au monde, de ce qui s'est passé, de comment c'est arrivé, de ce qui a été vécu, c'est :

- lui retracer une vraie courte existence, y compris sociale, puisqu'elle s'est inscrite dans un suivi de grossesse, dont la sage-femme est témoin.
- confirmer qu'il a été et qu'il n'est plus
- attester qu'il y a une mère et un père, d'autant plus qu'une sage-femme est là pour le confirmer.
- revenir sur ce qui s'est passé pour l'ordonner dans un processus temporel dans lequel il est possible de se situer.
- revisiter et reprendre tous les événements activement pour les confirmer, voire leur donner du sens.
- permettre l'expression émotionnelle et recevoir un soutien bienveillant

Le récit permet ainsi de se faire connaître et reconnaître en tant que mère ou père avec la souffrance et la singularité de l'histoire individuelle. Ce, tout particulièrement lorsqu'il est adressé à une sage-femme. De ce fait, il apporte un soutien essentiel aux processus du deuil.

Écouter, informer, accompagner, orienter

Pour la sage-femme, la consultation à domicile répond à une prise en charge postnatale globale et individualisée de la mère et de sa famille, caractéristique de son métier. Les soins, l'écoute, les informations et l'accompagnement ne sont pas séparés. Ils demandent des qualités relationnelles et communicationnelles ainsi qu'une faculté d'empathie qui permet d'accueillir le vécu et les émotions de l'autre sans les confondre avec les siens, au risque d'être submergé. Elles sont au fondement du soutien apporté aux parents dans le contexte du deuil périnatal [24, 63, 33, 75, 82, 87].

Écouter : avec le récit, accueillir les émotions sans juger ni chercher à les relativiser ou à les prendre en charge, demande d'accepter leur expressivité, les blancs et les silences. Être là pour écouter, c'est, pour les parents, être compris et validés dans leur vécu. En ce sens, c'est un besoin essentiel pour eux dans ce contexte [17, 48, 116].

Les pères se sentent plus souvent très démunis avec un sentiment de solitude et d'impuissance vis-à-vis de la mère. Ils ont tendance à se laisser moins aller à parler et plutôt investir l'activité pour détourner leur inquiétude, leur souffrance et leur stress. De ce fait, la présence d'une professionnelle est opportune. En témoignant de son empathie, en mettant des mots sur ce qui est vécu, en nommant et en parlant du tout petit, la sage-femme permettra une meilleure reconnaissance de leur souffrance ainsi que du rôle social du père, dont la place est fragilisée [5, 31, 37].

Le sentiment de culpabilité est une constante et toujours lourd à porter. Constater et partager avec les parents leur impuissance face à ce qui ne pouvait pas être changé, valider leur détresse face au tout petit qui n'a pu être protégé, c'est reconnaître leurs préoccupations parentales et les confirmer dans ce statut.

Chaque situation demande néanmoins une approche adaptée. L'écoute, c'est aussi une attention particulière à la manière d'aborder la mort d'un tout petit, selon la culture ou selon la religion [20, 21, 24, 34, 50, 71, 103].

Informer : ce versant de la consultation correspond à un besoin chez le professionnel comme chez les parents.

La sage-femme a besoin de disposer d'informations et de connaissances sur le processus normal du deuil dans son contexte périnatal afin de pouvoir intervenir de manière adaptée. L'ignorance en cette matière ne lui permettrait pas de répondre au besoin parental. En particulier, pour tenir compte de son impact sur la construction de la parentalité, pour comprendre ce que vivent les parents, et pour leur fournir des repères dans les temps de confusions et de détresse qu'ils vont affronter [6, 22, 37, 69, 82, 95].

Les informations que la sage-femme peut procurer, l'aide et le soutien donnés aux parents dans leur vécu, dans leurs choix ou décisions, s'étayent sur ces connaissances et sur les informations qu'elle détient elle-même. Toutefois, ils nécessitent d'être délivrés sous forme accessible et acceptable, dans le respect des affiliations spirituelles et culturelles [24, 34, 71, 103].

De leur côté, les parents sont saturés d'informations reçues avant et au décours d'une très brève hospitalisation, d'autant plus qu'ils supportent les effets d'un choc. Elles nécessitent souvent d'être reprises et clarifiées, en particulier pour les informations médicales, comme, par exemple, des résultats d'examens, telle l'autopsie [49].

Face à la douleur et à la détresse qui ne peuvent pas être évitées, les informations et les explications données par la sage-femme apportent, en plus, des jalons pour ce passage obligé. Être informés sur les épreuves à traverser, permettra aux parents de s'y reconnaître, au fur et à mesure de leur propre progression dans le deuil. Néanmoins, en étant quelque peu rassurés, puisque d'autres ont supporté la même traversée et ont trouvé le moyen de s'en sortir. Leur fournir un livret explicatif peut être utile, en ce sens. Il peut servir de guide lui aussi. Certaines associations font cette proposition[4].

Accompagner : accompagner s'entend dans le sens de la réciprocité des échanges, sous le signe de l'empathie, pour chercher ensemble comment faire face aux difficultés rencontrées, notamment pour chacun des parents, le couple, l'entourage familial, amical ou professionnel.

La sage-femme peut aussi évoquer avec les parents les besoins des enfants. Afin qu'ils puissent être rassurés de manière réitérée sur leur bonne santé, leur sécurité, le fait d'être aimés et qu'ils n'y sont pour rien dans ce qui est arrivé.

La question de la sexualité et de la contraception prend une place à part dans la mesure où elle est intimement liée au tout petit perdu autant qu'à une nouvelle grossesse. En effet, il s'agit d'une thématique qui fait retrouver du lien avec l'enfant perdu, mouvement incontournable dans le processus du deuil, tout en étant liée à un possible nouveau projet qui ne serait ni de substitution, ni de remplacement, parce qu'il pourrait se vivre bien différencié du précédent.

D'autre part, bien que ce soit peu évoqué et paraître quelque peu incongru, la sexualité est parfois significativement présente dans le processus de deuil [38] ; dans le contexte du deuil périnatal aussi. La pulsion sexuelle, surtout chez les pères, vient en réponse à l'état de stress et de tensions intérieures grâce à sa force de vie. La pulsion de vie s'y impose, malgré tout, face à ce qui relève de la pulsion de mort. C'est pourquoi le questionnement concernant la reprise de la sexualité en postnatal peut s'entremêler avec les difficultés propres au processus du deuil périnatal.

La présence de la sage-femme permet ce questionnement autour de la sexualité, avec ses enjeux concernant les modalités pratiques de la contraception, puisque celle-ci fait partie de ses compétences et de son droit de prescription. D'autant plus, que la symbolique de son métier renvoie à la proximité avec l'intime. De ce fait, une aide concrète peut être apportée à la planification de la grossesse d'après [6, 97, 112].

L'aide concrète peut également être proposée, sous forme de traitements complémentaires de soutien, procurés par l'approche de la médecine intégrative, notamment avec l'homéopathie[5]. D'autant plus que les principes actifs y sont très faibles et les effets secondaires inexistants. Les services rendus y sont d'un autre ordre que ceux de l'efficacité scientifiquement prouvée, en particulier pour le support relationnel, tandis que ce type de soutien peut-être proposé aux deux parents, tout en permettant de discuter de leurs besoins. Ce qui permet également de ne pas médicaliser un processus qui n'a pas besoin de l'être.

En dernier lieu, grâce à son réseau de professionnels, la sage-femme peut proposer une aide à l'identification de ressources de soutien dont les parents pourraient avoir besoin, de suite, ou ultérieurement.

Orienter : la connaissance de la complexité du deuil périnatal, ainsi que l'expérience trouvée dans la pratique de l'entretien prénatal et du suivi global, aident la sage-femme à évaluer les besoins de la mère ou des parents pour un relais vers d'autres professionnels, notamment pour un suivi psychologique.

Elle peut les préparer également à reconnaître ultérieurement des temps d'achoppement dans la traversée du deuil périnatal qui nécessiteraient un tel recours. Ainsi, les parents pourraient accepter de se tourner plus facilement vers une autre aide que la sienne.

Dans les deux cas, la vigilance porte sur l'association avec d'autres problèmes de santé, les antécédents liés à la grossesse, les vulnérabilités associées, la persistance aiguë de certaines émotions ou symptômes, une anxiété trop importante, des pensées suicidaires, un passé dépressif ou encore la survenue de comportements addictifs.

Mais aussi le réveil d'autres deuils, passés et non résolus, ou l'association avec d'autres pertes, notamment celle d'un proche [38, 47, 53].

L'orientation vers un groupe de parole, ou un groupe d'entraide constitué, peut apporter un soutien utile lorsque le vécu groupal ne suscite pas de craintes. La mère, ou les parents, y trouveront l'occasion de parler librement sans être jugés, tout en rencontrant des personnes traversant, ou ayant traversé, les mêmes épreuves[6] [34].

Quant aux relais, vers d'autres professionnels de santé, et liés au diagnostic de problématiques somatiques postnatales, ils relèvent des compétences habituelles de la sage-femme. Cependant l'orientation vers la rééducation périnéale y prend une place singulière et marquante en raison du travail corporel qu'elle propose.

Travail corporel versus se récupérer soi-même :

Les ruptures de sensations avec le tout-petit et avec l'état gravide, l'éprouvé corporel de vide intérieur, du manque et de l'absence, alimentent souvent des sentiments de méfiance voire de peur, de culpabilité et de baisse d'estime de soi vis-à-vis de ce corps qui n'a pas réussi à faire advenir la maternité, ni à faire vivre le tout-petit. C'est pourquoi un travail corporel intégratif, qui soutient un réinvestissement positif et confiant de soi, est généralement d'une bonne aide ; notamment avec l'ostéopathie, mais aussi grâce à des séances de rééducation périnéale manuelle, en ce qu'elle nécessite une participation active de la femme.

Avec le travail de la rééducation périnéale, le vécu corporel prend ici un relief tout à fait singulier. Les éprouvés, liés au périnée, sont en profonde résonance avec le tout petit et la maternité dans sa dimension émotionnelle, imaginaire et fantasmatique, pour la grossesse comme pour l'accouchement. Par sa capacité de contenance, de portage, de régulation et de contrôle, de fermeture et d'ouverture, tel un passage, les éprouvés liés au périnée sont en lien, et font du lien, avec le tout petit disparu. Tout comme ils sont en lien avec le bébé vivant mis au monde.

Le temps de la rééducation périnéale peut permettre ainsi une forme de « reprise » de ce qui s'est passé, au sens où il est possible de revenir sur un événement pour le revisiter et le réintégrer activement, de manière transformée et différente du vécu initial. Ce, principalement dans le sens d'une forme d'acceptation de ce qui est arrivé. Cette possibilité contribue à l'évolution du processus du deuil périnatal. Car, l'étayage corporel proposé pour les représentations et les pensées, favorise l'intégration de l'événement passé avec le nouveau statut corporel et psychique. À savoir, l'avènement de la maternité et de la parentalité, aussi bien pour le tout petit vivant que pour le tout petit disparu[7].

La fin du suivi à domicile

La fin du suivi à domicile est à décider avec la mère et les parents, selon leurs besoins. Le lien établi avec la sage-femme reste à disposition, alors qu'il aura permis aux parents de faire l'expérience qu'il est possible de solliciter des soins et du soutien en de telles circonstances ; quitte à renouveler cette demande ultérieurement.

Dès l'annonce d'une nouvelle grossesse, une sage-femme sera, à nouveau, le plus souvent avec eux pour son suivi, la préparation à la naissance et l'accueil du nouveau-né. Une grossesse pour laquelle les parents ont besoin d'être informés et préparés, dès maintenant, dans la mesure où elle ne peut se dérouler ni sans anxiété, ni sans revisiter celle du tout petit décédé. Alors que son déroulement sera aussi l'occasion d'un surinvestissement médical de la part des soignants.

Que ce soit pour sa prise en charge à l'hôpital, pour le suivi postnatal, ou pour une nouvelle grossesse et la naissance d'un autre enfant, la sage-femme est confrontée très régulièrement, dans sa pratique professionnelle, au deuil périnatal, et à ses effets, à court, moyen ou long terme. Derrière le nombre significatif de décès de tout petits donné par les statistiques [27, 37], il y a, à chaque fois, pour les parents, une expérience personnelle et humaine douloureuse avec des effets potentiellement négatifs sur leur santé. C'est aussi l'occasion, pour la sage-femme, d'apporter sa compétence et son soutien pour en favoriser le meilleur rétablissement.

Notes

1. Programme d'Accompagnement de retour à Domicile initié par l'Assurance Maladie en 2010.

2. Les échelles verbales simples sont validées scientifiquement. Un exemple : « De 1 à 10, à quel chiffre correspond à votre douleur ? »

3. Ricœur, 1990, p.175

4. SPAMA propose un « Guide Repères pour vous, parents en deuil d'un tout petit ». Petite Émilie propose un livret support pour accompagner l'IMG : « Interruption Médicale de Grossesse et deuil périnatal. Parents toutes les questions que vous vous posez ».

5. Proposée par le CUMIC, collège universitaire interdisciplinaire de médecine intégrative et thérapies complémentaires, dans une approche scientifique validée et centrée sur le patient ; participant de la stratégie de l'OMS de « Médecine Traditionnelle, de Thérapies Complémentaires de Médecine Intégrative 2013-2024 ». Quelques propositions pour l'homéopathie figurent p.80.

6. Ressources complémentaires, p. 78. Y figurent les liens vers des associations œuvrant pour le deuil périnatal. Certaines proposent des soutiens individuels et/ou des groupes de parole, ou d'entraide.

7. Suivant la fiche d'orientation pluriannuelle prioritaire de DPC (Développement professionnel continu), n° 166, pour les années 2020-2023, pour les sages-femmes : « Soutien à la parentalité ».

IV. Prendre soin de soi en tant que professionnel

Avec le suivi du deuil périnatal, la sage-femme rencontre la mère et les parents dans des moments de vive détresse. La confrontation à la mort et les réactions des parents suscitent des projections personnelles et activent d'intenses ressorts émotionnels.

Avoir clarifié ses représentations personnelles, face à une telle situation, est un préalable indispensable afin de pouvoir répondre aux besoins des parents. Il est nécessaire d'avoir conscience de ses propres conceptions relatives à la mort et au deuil périnatal, de la fonction de la sage-femme dans ce contexte, ainsi que de son propre système de valeurs : comment évoquer la mort sans évoquer le sens de ce qui s'y vit ? Cette clarification soutient le dialogue avec les parents autant qu'elle aide le professionnel lui-même dans son intervention. En ce qui concerne le deuil périnatal, la formation continue peut y prendre part[1].

Comprendre son fonctionnement émotionnel, de même, doit permettre de garder, à la fois, une juste distance et une juste proximité, dans une situation qui demande de bonnes capacités d'écoute et d'empathie. En effet, au-delà de la prise en charge des difficultés somatiques du postnatal dans ce contexte, les parents ont surtout besoin d'être informés, écoutés, de se sentir compris et acceptés dans ce qu'ils vivent. À cet endroit, la sage-femme se fait également le représentant de la société.

Pour cette consultation, la sage-femme pénètre dans l'univers privé de la famille et des parents qui exige prudence et respect. D'autant plus, que la distanciation sociale habituelle, apportée par une blouse, un badge ou un face à face dans un lieu professionnel derrière un bureau, est réduite, voire disparaît complètement. Les interactions réciproques en seront influencées et la distance émotionnelle, tout comme la capacité de penser peuvent en être affectés.

De ce fait, l'attention portée au cadre sera déterminante pour la sécurité et pour la qualité relationnelle entre les parents et la sage-femme. Il est non seulement rassurant pour les deux parties, mais il aide aussi la professionnelle à ne pas se laisser dérouter ou envahir par de trop grandes charges émotionnelles, que ce soit les siennes ou celles de parents [119].

L'attention portée à la manière d'entrer en contact, de se présenter, et de présenter ses partenaires professionnels, individuels et institutionnels, ainsi que l'objectif de la consultation, sont susceptibles de fournir un cadre professionnel, et une juste distance, pour le déroulement de l'intervention.

Prendre soin de soi, pour la sage-femme, exige qu'elle tienne compte de ses propres besoins dans la relation d'aide, avec la capacité de distinguer son propre vécu de celui des parents ; tout en restant vigilante à ses réactions, le plus souvent inconscientes.

Des mesures défensives ou des stratégies d'adaptation, face à l'angoisse et aux émotions pénibles, ont été bien identifiées. Elles sont reconnues dans la communication concernant la relation d'aide et le soin. Par leurs caractéristiques, certains comportements en témoignent. En particulier lorsqu'il s'agit de trop :

- Rationaliser, notamment lorsque le professionnel substitue son propre discours médical à celui de la personne, si bien que celle-ci ne se sent plus en relation, ni prise en compte.

- Esquiver, lorsque le professionnel tente d'éviter le contact émotionnel, si bien que la personne se sent seule.

- Banaliser, lorsque le professionnel relativise, si bien que la personne ne se sent pas reconnue.

- S'identifier de manière projective, lorsque le professionnel pense savoir ce qui est bon pour la personne en lui prêtant ses propres sentiments, réactions ou pensées.

- Occuper l'échange avec l'exposé de ses connaissances, d'informations et de conseils, si bien que l'angoisse de la personne est majorée.

L'utilisation de soi comme ressource et outil de travail dans la relation d'aide demande de prendre soin de soi sans se juger, ni se culpabiliser, en restant soi-même dans l'authenticité relationnelle.

La confrontation à la mort est une expérience profondément humaine qui engage aussi bien l'humanité des parents que celle du professionnel. Elle n'a de sens que grâce à ce partage. Toutefois, l'activité et le métier de sage-femme restent avant tout dédiés à la vie. Cette fonction symbolique est aussi un message d'espoir pour les parents. Elle peut les encourager dans les épreuves du deuil périnatal tout comme elle peut soutenir la sage-femme elle-même dans ses interventions.

Notes

1. « Le soutien dans le cadre d'une prise en compte du deuil périnatal », concerne la fiche d'orientation pluriannuelle de DPC (développement professionnel continu), prioritaire, n° 164, pour les années 2020-2023, pour les sages-femmes.

V. La grossesse d'après : « le bébé arc-en-ciel »

Pour la grande majorité des parents, il y aura une nouvelle grossesse consécutive à celle du tout petit perdu ; certains travaux soulignant un taux de conception plus élevé après une perte périnatale [105].

En dehors d'un espacement demandé pour des raisons médicales, les questions concernant cet intervalle ne sont pas tranchées. Trop proche de la grossesse précédente, elle pourrait être vécue comme d'autant plus difficile à distinguer de l'autre, au risque de reporter sur l'enfant attendu les projections et les espoirs destinés au tout petit perdu initialement, et lui donner une place de remplaçant.

Toutefois, même avec un intervalle plus long, qui semble profitable au déroulement du deuil, une nouvelle grossesse peut se trouver fortement impactée par l'intensité ou l'exacerbation d'un deuil qui persiste, voire par l'ampleur de la réactivation du deuil passé.

Il semble que, pour le professionnel, l'aide à la planification d'une nouvelle grossesse puisse néanmoins concerner les informations pour un choix éclairé, attentif à la capacité des parents à investir un nouveau projet d'enfant, différencié du précédent. Tout en sachant que, même si la grossesse est normale, elle sera loin d'être sereine, en raison des difficultés spécifiques, rapportées dans ce contexte, en particulier l'anxiété accrue et le poids de sentiments ambivalents [6, 86, 97, 112].

Les difficultés spécifiques :

Pour les parents, la nouvelle grossesse renvoie naturellement à celle d'avant par le simple fait qu'il s'agit de revivre une situation déjà connue, mais dont l'issue a été défavorable. Par cette reviviscence, elle refait lien avec le tout petit perdu en même temps qu'elle fait lien avec un projet d'enfant bien vivant.

L'ambivalence est au cœur du vécu physique, psychologique et émotionnel de la nouvelle grossesse. Inévitablement, les parents sont sollicités par le passé, et sa portée traumatique, s'il y a lieu, même si tous leurs espoirs sont tournés vers la réalité actuelle et l'avenir. Cette oscillation entre deux tendances peut parfois relancer, voire accélérer le processus de deuil pour favoriser l'acceptation de la disparition du tout petit perdu, et se tourner avec moins d'anxiété vers le tout petit vivant.

Néanmoins, des sentiments contradictoires peuvent nourrir des difficultés d'investissement et d'attachement autant que des craintes liées à une nouvelle perte. Comment s'attacher et aimer lorsque le sentiment peut laisser croire que ce serait aussi oublier ou remplacer ? La forte persistance de pensées liée à l'enfant perdu peut aussi raviver la culpabilité, la colère, des reproches vis-à-vis de soi ou des autres, voire vis-à-vis des professionnels.

L'anxiété est, de ce fait, l'autre dominante émotionnelle qui caractérise la grossesse d'après. Les inquiétudes et les craintes côtoient la nécessité de contrôler la situation pour se protéger et vivre la grossesse avec un meilleur sentiment de sécurité. Elles suscitent une vigilance accrue face aux indicateurs de bonne santé de la grossesse et du tout petit, avec une sensibilité excessive face à ceux qui pourraient alimenter des issues négatives [56, 76, 83, 105].

Le plus souvent, les parents n'ignorent pas que leurs craintes sont irrationnelles sans pour autant pouvoir les apaiser. De ce fait, les comportements de contrôle et de réassurance sont plus fréquents. Par ailleurs, le suivi médical, en général plus étroit, tout particulièrement au troisième trimestre de la grossesse, entre en forte résonance avec de telles problématiques.

L'ambivalence et l'anxiété estompent le plaisir qu'il est possible de vivre dans cette nouvelle maternité d'autant qu'il est plus difficile d'imaginer un bébé en bonne santé et vivant lorsqu'il n'y en a pas eu d'autre. Certains parents vont suspendre leur investissement ou retarder la construction du lien d'attachement afin de se protéger d'un décès.

Les dates commémoratives de la grossesse antérieure et de la perte du tout petit vont susciter davantage d'angoisses avec une nette retombée, une fois dépassées. Ce, tout particulièrement pour le jour d'accouchement de l'enfant sans vie.

Le suivi de la grossesse d'après

Les circonstances médicales ayant entouré la perte du tout petit sont déterminantes pour le parcours de prise en charge de la nouvelle grossesse. C'est pourquoi la rencontre avec la sage-femme se fera plus ou moins tôt dans le suivi mis en place.

L'entretien prénatal précoce sera, toutefois, pour la sage-femme, un moment privilégié pour échanger autour du projet de ce bébé avec la mère ou avec les parents. Il permet de les informer, les écouter, les conseiller et les aider à construire le parcours le plus adapté à leurs besoins, notamment grâce à d'autres professionnels de santé. De ce fait, l'accueil du tout petit peut être envisagé dans les meilleures conditions possibles, en prenant en compte leur situation globale.

L'entretien prénatal précoce, dans ce contexte, permet, là aussi, de témoigner à la mère et aux parents :

- de l'écoute pour ce qu'ils vivent
- de la reconnaissance pour leurs difficultés et leurs efforts de construction dans la parentalité
- des informations sur les spécificités du suivi médical, s'il y a lieu. Mais aussi sur l'impact

psychologique, émotionnel et affectif attendu et reconnu, qu'ils vont traverser en tant que parents, dont il est possible de tenir compte sans jugement ni stigmatisation.

- des conseils éclairés quant aux choix, aux demandes et aux souhaits concernant le projet de ce bébé.

- des orientations, décidées ensemble, en fonction des besoins et des souhaits. Un suivi complémentaire par une sage-femme PMI (Protection maternelle et infantile) peut être envisagé pour renforcer le soutien et préparer l'accueil du tout petit avec les services offerts par la PMI.

- du soutien et le sentiment d'être accompagnés par les soignants grâce au lien de confiance et la capacité d'empathie indispensable à la conduite de l'entretien prénatal précoce. Notamment, à travers les acteurs du réseau professionnel de la sage-femme, qu'elle peut proposer. Ils offrent aux parents l'accès à des ressources complémentaires ; en particulier pour un accompagnement psychologique de la mère ou du couple [76, 80, 112].

- de contribuer à renforcer l'alliance entre les parents et tous les soignants afin d'améliorer le vécu de la grossesse et d'anticiper au mieux l'accueil du bébé.

Les consultations de suivi de grossesse, tout comme les examens, en particulier l'échographie, majorent l'anxiété et réactivent les craintes liées à la grossesse, même s'ils procurent également une réassurance. Ce vécu ambivalent concerne parfois des demandes réitérées de vérification du bien-être du tout petit.

Aider la mère et les parents à identifier les spécificités du vécu de cette grossesse, avec ses éléments contextuels, différents de ceux de la grossesse d'avant, leur permet de mieux distinguer le tout petit vivant de celui qui a été perdu. Cet aller-retour peut s'étayer sur tous les éléments concrets, telles les différences de sensations ou de perceptions, voire sur le simple fait d'évoquer le tout petit disparu par son prénom ou son petit nom. Lorsque les pensées liées à l'enfant perdu sont singulièrement fortes, le choix d'un prénom, précocement pendant la grossesse, peut soutenir cette différenciation. Quelques fois, si la proposition fait sens, l'achat d'un objet personnel, tel un doudou, gardé auprès de soi, peut renforcer chez la mère, dans la réalité externe, sa capacité à investir le tout petit avec plus de confiance et moins de craintes. D'autant plus, que cet objet, destiné au bébé, et dont il est le représentant, peut être manipulé, et se constituer tel un véritable objet transitionnel [118, 119].

L'ambivalence et l'anxiété liées à cette grossesse peuvent laisser peu de place à la rêverie maternelle ou parentale alors qu'elle contribue à la construction de la parentalité. Prévoir un temps pour échanger, à chaque fois, autour du projet de ce bébé, permet néanmoins de la solliciter davantage. Toutefois, en tenant compte du père qui aurait tendance à vouloir protéger sans exprimer ses propres craintes.

Un suivi de routine très régulier, avec des consultations supplémentaires, en complément de celles prévues normalement, permet de proposer une réassurance et un soutien continu tout au long de la grossesse. Par son rythme, il peut venir encadrer les dates commémoratives difficiles à traverser.

Les séances de préparation à la naissance relèvent souvent d'une demande de prise en charge individuelle. Car, il est difficile d'évoquer le décès du bébé dans un groupe de parents n'y ayant pas été confrontés. Les séances, proposées au troisième trimestre de la grossesse, réactivent fortement l'anxiété et les craintes par leur proximité avec l'accouchement. Cette perspective ravive le vécu traumatique lié à la mort et à la perte du tout petit disparu.

De ce fait, les séances de préparation à la naissance sont parfois également évitées ou manquées.

La naissance d'après

Il n'est pas rare que le terme prévu pour la naissance chevauche la date de commémoration de la mort ou de la naissance du tout petit décédé. En fonction du contexte obstétrical et du terme, si la naissance prévue peut être anticipée afin qu'elle survienne avant cette date anniversaire angoissante, elle profitera à l'allègement du poids psychique et émotionnel chez les deux parents. En effet, affronter cette date sans porter l'enfant en soi, toujours plus fortement confondu avec le précédent, permet de mieux les différencier et de mieux les investir différemment. Pour les pères, la naissance du tout petit est généralement vécue avec un grand soulagement. Les mères pourraient rester plus inquiètes et avoir besoin de plus de réassurance quant à la santé de l'enfant avec une tendance à la surprotection [55, 61, 105].

Toutefois, la présence de l'enfant vivant ravive aussi les pensées liées à l'enfant perdu. Cette ambivalence peut réveiller des sentiments de culpabilité face à un conflit de loyauté où l'attachement à l'un se ferait au détriment de l'autre. Elle pourrait venir freiner l'investissement de l'enfant vivant. Les parents ont besoin de faire l'expérience qu'il est possible d'aimer un enfant vivant et un enfant mort, et qu'il ne s'agit pas de l'oublier.

Pouvoir partager ces craintes et ces pensées autour de l'enfant décédé avec un professionnel tempère le sentiment de culpabilité et soutient l'attachement au tout petit vivant. Elles permettent ainsi de continuer l'élaboration psychique de la perte du tout petit disparu.

Cette naissance reconfigure les situations de façon plus distincte. Il y a désormais un bébé dans la réalité quotidienne qu'il est possible d'aimer, qui a sa place parmi les vivants et dans les projets d'avenir. Il peut être distingué du tout petit décédé, qui a sa place parmi les morts, mais qui n'est pas moins aimé dans le souvenir. D'une naissance à l'autre, ce travail d'élaboration peut être soutenu par les soins, l'aide concrète et relationnelle, apportée par la sage-femme. La fonction symbolique de son métier, où elle est dédiée à la vie, mais néanmoins présente lorsque la mort survient dans la naissance, permet de soutenir les mouvements psychiques et émotionnels allant de l'un à l'autre, sans les confondre.

Conclusion

La sage-femme se propose ainsi, tel un espace tiers, transitionnel, où peuvent se restaurer, avec les parents, des significations face à des événements fondamentaux, où la vie humaine reprend pleinement ses droits. Celles qui se manifestent dans la confrontation à la mort, mais qui se saisissent aussitôt de la vie, grâce à des actes de vie, passeurs d'humanité et porteurs d'espoir.

Afin que soient vrais, pour tous les parents, les mots de cette jeune mère, accompagnée pour le décès *in utero* de son premier enfant, puis pour la naissance de son deuxième vivant : « *Vous m'avez donné toute l'humanité dont j'avais besoin pour accueillir notre enfant* »[1].

Note

1. Schalck C. 2010, La naissance vue par une sage-femme, *Études*, 412 (5) : 664-6

Sites d'associations d'informations, de documentation et/ou de soutien et d'accompagnement, individuel ou de groupe

www.petiteemilie.org : livres pour enfants créés par l'association : « Oscar et Léonard », « Léa n'est pas là » ; soutien individuel ou de groupe ; formations pour les professionnels. Association dédiée, aussi, au deuil consécutif à une interruption médicale de grossesse.

www.assosiation-agapa.fr: plusieurs antennes en France ; soutien individuel ou collectif ; formations pour les professionnels.

www.nostoutpetits.fr : plusieurs antennes en France ; soutien individuel ou collectif ; formations pour les professionnels.

www.spama.asso.fr : Soins Palliatifs et Accompagnement en Maternité ; coffret et livret souvenir pour les parents (en partenariat avec Sparadrap : association d'aide pour les soins aux enfants) ; soutien individuel ou de groupe ; formations pour les professionnels ; livres et cahiers d'accompagnements pour les enfants de tout âge,

www.parentsorphelins.org: Québec, à l'origine de la journée internationale sur le deuil périnatal, chaque 15 octobre, avec un ruban bleu et rose.

Une Fleur, Une Vie : collectif associatif pour l'organisation d'une journée en mai, en l'honneur des tout-petits décédés.

Empathie 93, centre PMI, 22 rue Hector Berlioz, 93 000- Bobigny
Association d'accompagnement du deuil périnatal de la PMI du 93.

http://www.manoncyr.ca
Site québécois de Manon Cyr, infirmière accompagnatrice en deuil périnatal, où sont référencés de nombreux livres pour adultes et enfants, ainsi que des outils documentaires.

Soutien homéopathique

Gelsemium en 9CH, 3 granules 3fois par jour ou plus si besoin. Il restera la base du traitement homéopathique pour atténuer les troubles du sommeil, l'anxiété et le stress. En complément du Gelsemium, pourront être proposés :

- **Staphysagria** : pour un sentiment d'injustice prépondérant
- **Pulsatilla** : pour des pleurs incessants
- **Sépia** : pour une tendance, de la patiente ou du couple, à s'isoler de façon excessive
- **Ignatia** : pour lutter contre les crises de spasmes ou en cas de sentiments paradoxaux qui semblent pathologiques

Ces quatre traitements pourront être prescrits en 15CH, à raison d'une dose par semaine, à renouveler si besoin.
Pour tout traitement homéopathique, il est conseillé d'espacer les prises des repas d'au moins 30 minutes et de laisser fondre les granules directement dans la bouche en sublingual.

Pour en savoir plus : « Guide homéopathique de la Sage-Femme », Élisabeth Latour et Dr. Max Tétau, éditions Le Manuscrit, collection Biothérapie, 2011.

Bibliographie

1. Ariès P. 1977. *L'homme devant la mort*, 2 volumes, Paris, coll. Points Seuil.

2. Avelin P., Rådestad I., Säflund K., Wredling R., Erlandsson KM. 2013. Parental grief and relationships after the loss of a stillborn baby, *Midwifery,* 29(6):668-673. doi: 10.1016/j.midw.2012.06.007

3. Bacqué M.-F., Merg-Essadi D. 2013. Des corps immémoriaux. Devenir du corps de l'enfant mort autour de la naissance. Deuil social et psychologique des parents, *Corps* (revue du CNRS), n° 11, p.57-68.

4. Bacqué M.-F. 2002. *Apprivoiser la mort. Psychologie du deuil et de la perte*, Paris, Odile Jacob.

5. Badenhorst W., Riches S., Turton P., Hughes P. 2006.The psychological effects of stillbirth and neonatal death on fathers: Systematic review, *J.Psychosom Obstet Gynaecol,* 27(4):245–56.

6. Badenhorst W., Hughes P. 2007. Psychological aspects of perinatal loss. *Best Pract Res Clin Obstet Gynaecol,* 21(2):249–59.

7. Barrier G. 2013. *Les langages du corps en relation d'aide. La communication verbale au-delà des mots,* ESF Éditeur, coll. Psychologie & psychothérapie.

8. Ben Soussan P. 2006. *L'annonce du handicap autour de la naissance en douze questions*, Toulouse, Erès, coll. À l'aube de la vie.

9. Bennett S.M., Litz B.T., Maguen S., Ehrenreich J.T. 2008. An exploratory study of the psychological impact and clinical care of perinatal loss. *J Loss Trauma,* 13(6):485 510.

10. Beutel M. E. 2002. *Der frühe Verlust eines Kindes: Bewältigung und Hilfe bei Fehl- Totgeburt und Plötzlichem Kindestod.* Göttingen, Hogrefe

11. Bowlby J. 1961. Processes of mourning, *Int J Psychoanal,* 42:317 - 40.

12. Bowlby J., Parkes C.M. 1970. Separation and loss within the family, *The child in his family,* New York, Wiley, E.J. Anthony Ed., pp. 197-216.

13. Brost L, Kenney J.W. 1992. Pregnancy after perinatal loss: Parental reactions and nursing interventions, *J Obstet Gynecol Neonatal Nurs,* 21(6):457-63.

14. Brownlee K, Oikonen J. 2004. Toward a theoretical framework for perinatal bereavement. *Br J Soc Work*; 34:517-29.

15. Bydlowski M. 1998. *La dette de vie. Itinéraire psychanalytique de la maternité »,* Paris, PUF, coll. Le fil rouge.

16. Cacciatore J, Radestad I, Froen J.F. 2008. Effects of contact with stillborn babies on maternal anxiety and depression, *Birth,* 35(4):313-20.
17. Cacciatore J. 2010. The unique experiences of women and their families after the death of a baby, *Soc Work Health Care.* 49(2):134 48.
18. Cacciatore J., Flenady V., Koopmans L., Wilson T. 2013. Support for mothers, fathers and families after perinatal death- Review, *Cochrane Library,* 6: 1-22.
19. Cain A.C., Cain B.S. 1964. On replacing a child. *J Am Acad child Psychiatr*, 3: 443-456.
20. Callister L.C. Perinatal loss: a family perspective. 2006. *J Perinat Neonatal Nurs*. 20(3):227 34.
21. Capitulo K.L. Perinatal grief online. 2004. MCN *Am J Matern Child Nurs,* 29(5):305–11.
22. Capitulo K.L. 2005. Evidence for healing interventions with perinatal bereavement. *Am J Matern Nurs,* 30(6):389 296.
23. Charrier P., Clavandier G. 11 décembre 2013. Prénommer pour faire exister. Le prénom sous le prisme de la naissance, colloque INED, *Noms et prénoms : établir l'identité dans l'empire du choix*, INED, Paris.
24. Chichester M. 2005. Multicultural issues in perinatal loss, *AWHONN Lifelines,* 9(4):312-20.
25. Clossick E. 2016. The impact of perinatal loss on parents and the family, *J Fam Health,* 26(3):11-15.
26. Côté-Arsenault D., Mason Freije M. 2004. Support groups helping women through pregnancies after loss, *West J Nurs Res,* 26(6):650-70.
27. Cousens S., Blencowe H., Stanton C., Ahmed S., Steinhardt L., Lawn J. E. 2011. National, regional, and worldwide estimates of stillbirth rates in 2009 with trends since 1995: a systematic analysis, *Lancet, 377*(9774), 1319-1330. doi: 10.1016/S0140- 6736(10)62310-0
28. de Mezerac I. 2004. Un enfant pour l'éternité, Ed. Du Rocher.
29. de Mezerac I., Caeymaex L. 2017. Le deuil des parents après le décès de leur bébé, *Archives de pédiatrie*, 24(9) : 877-883.
30. de Mezerac I., Piton M. 2018. Deuil périnatal : Un deuil aussi pour la fratrie ? *Jusqu'à la mort accompagner la vie*, 132(1) : 35-43.
31. De Montigny F, Verdon C, Lord-Gauthier J, Gervais C. 2017. *Décès périnatal, le deuil des pères.* CHU Sainte-Justine, Montréal.
32. Delaisi de Parseval G. 1997. Les deuils périnataux, *Études*, 387 (5) : 457-466.
33. Ditz S. 2001. Betreuung von Frauen mit einer Totgeburt, Besonderheiten der Artz-Patientin-Beziehung, *Der Gynäkologue*, 34(3): 212-219.

34. Di Marco M.A., Menke E.M., McNamara T. 2001. Evaluating a support group for perinatal loss, *MCN Am J Matern Child Nurs,* 26(3):135-40.
35. Dumoulin M. 1998. *Respect et considération des corps des fœtus décédés. Réflexions éthiques.* Thèse de médecine en santé publique, Université Lille 2.
36. Dumoulin M., Picard H. 2007. Le tout petit et la crémation, *Études sur la mort*, 132 (2) : 55-64.
37. Ellis A., Chebsey C., Storey C., Bradley S., Jackson S., Flenady V., *et al.* 2016. Systematic review to understand and improve care after stillbirth: a review of parents' and healthcare professionals' experiences, *BMC Pregnancy Childbirth.* 16 (16). doi: 10.1186/s12884-016-0806-2
38. Fauré C. 1998-2004. *Vivre le deuil au jour le jour,* Paris, Albin Michel.
39. Fenstermacher K., Hupcey J.E. 2013. Perinatal bereavement: a principle-based concept analysis, *J Adv Nurs,* 69(11):2389-400.
40. Flis-trèves M. 2001. *Le deuil de maternité*, Paris Plon.
41. Flenady V., Wilson T. 2008. Support for mothers, fathers and families after perinatal death, *Cochrane Database Syst Rev.* doi: 10.1002/14651858.CD000452.pub2
42. Fraiberg S., Adelson E., Shapiro V. 1975. Ghost in the nursery. A psychoanalytic approach to the problems of impared infant-mother relationships, *J acad child psychiatr*, 14(3): 387-421, trad. fr.1999, *Fantômes dans la chambre d'enfants*, Paris, PUF, coll. Le fil rouge.
43. Fréchette-Piperni S. 2005. *Les rêves envolés. Traverser le deuil d'un tout petit.* Boucherville, Québec, Ed. Le Mortagne.
44. Freud S. 1915-1986. Deuil et mélancolie, dans *Métapsychologie*, Paris, Gallimard, p.145- 171.
45. Hanus M. 1982. Objet de remplacement, enfant de remplacement, *Revue française de psychanalyse*, 46(6) : 1133-1147.
46. Hanus M. ; Bacqué M.-F. 1994. *Le deuil,* Paris, PUF, coll. Que-sais-je ?
47. Hanus M. 2006. Deuils normaux, deuils difficiles, deuils compliqués et deuils pathologiques, *Ann Méd-Psychol Rev Psychiatr,* 164(4) :349-56.
48. Haussaire-Niquet C. 2004. *Le deuil périnatal. Le vivre et l'accompagner*, Barret-sur Méouge, Le souffle d'or.
49. Heazell A.E., McLaughlin M.J., Schmidt E.B. *et al.* 2012. À difficult conversation ? The views and experiences of parents and professionals on the consent process for perinatal postmortem after stillbirth, *BJOG,* 119(8):987–97.

50. Hébert M.P. 1998. Perinatal bereavement in its cultural context, *Death Stud,* 22:61 -78.
51. Henley A., Schott J. 2008. The death of a baby before, during or shortly after birth: good practice from the parents' perspective, *Semin Fetal Neonatal Med,* 13:325-8.
52. Huche Texier-Lory N., Bourdet-Loubère S. 2019. Le deuil périnatal : un deuil « infaisable ? », *Études sur la mort,* 151: 67-83.
53. Hogue C.J.R., Parker C.B., Willinger M. *et al.* 2015. The Association of Stillbirth with Depressive Symptoms 6-36 Months Post-Delivery, *Paediatric and perinatal epidemiology*, 29(2):131-143.
54. Hughes P., Turton P., Hopper E., Evans, C.D. 2002. Assessment of guidelines for good practice in psychosocial care of mothers after stillbirth: a cohort study, *Lancet, 360*(9327): 114-118.
55. Hunfeld J.A.M., Taselaar-Kloos A.K.G., Agterberg G., Wladimiroff J.M., Pas-Schier J. 1997. « Trait anxiety, negative emotions, and the mothers' adaptation to an infant born subsequent to late pregnancy loss: a case-control study », *Prenatal Diagnosis*, 17 (9): 843-851.
56. Hunter A., Tussis L., MacBeth A. 2017. The presence of anxiety, depression and stress in women and their partners during pregnancies following perinatal loss: A meta-analysis, *J Affect Disord,* 223:153 -64.
57. INSPQ, Institut national de santé publique Québec, Décès et deuil périnatal, disponible :
https://www.inspq.qc.ca/Data/Sites/8/SharedFiles/PDF/deces-et-deuil-perinatal.pdf
58. Kirkley-Best E., Kellner K.R. 1982. The forgotten grief: A review of the psychology of stillbirth, *American Journal of Orthopsychiatry*, 52: 420-429.
59. Kersting A., Reutemann M., Ohrmann P., Baez E., Klockenbusch W., Lanczik M., Arolt V. 2004. Grief after termination of pregnancies due to fetal malformation, *J Psychosom Obstet Gynaecol, 25*(2): 163-169.
60. Kersting A., Roestel C., Kroker K. 2008. Die Verarbeitung von Trauer nach einer Totgeburt, *Psychosom Konsiliarpsychiatr*, 2: 69-73. doi: 10.10071511800- 008-0095 -3
61. Kersting A., Wagner B. 2012. Complicated grief after perinatal loss, *Dialogues in Clinical Neuroscience, 14*(2): 187-192.
62. Kingdon C., O'Donnell E., Givens J., Turner M. 2015. The Role of Healthcare Professionals in Encouraging Parents to See and Hold Their Stillborn Baby: A Meta-Synthesis of Qualitative Studies. Robertson E, rédacteur, *PLOS ONE,* 10(7): e0130059.

63. Koopmans L., Wilson T., Cacciatore J., Flenady V. 2013. Support for mothers, fathers and families after perinatal death, *Cochrane Database Syst Rev.* 19 (6): CD000452.
64. Kübler-Ross E., Kessler D. 2005. *On Grief and Grieving. Finding the meaning of grief through the five stages of loss*, New York, Scribner, trad. fr. 2009, *Sur le chagrin et le deuil. Trouver un sens à sa peine à travers les cinq étapes du deuil*, Paris, JC Lattès.
65. Ladewig S. 19.05.2010. *Trauerverarbeitung des prä-und perinatalen Kindstodes. Eine Interview-und Internetstudie.* Dissertation zur Erlangung des Grades einer Doktorin der Naturwissenschaften, Universität Carola-Wilhelmina zu Braunschweig.
66. Laurens C. 1995-2001. *Philippe*, Paris, P.O.L
67. Le Grand-Sébille C., Morel M.-F., Zonabend F.1998. *Le fœtus, le nourrisson et la mort*, Pa ris, L'Harmattan.
68. Lewis E., Page A. 1978. Failure to mourn a stillbirth: An overlooked catastrophe, *British Journal of Medical Psychology*, 51: 237-241
69. Lewis E. 1979. « Mourning by the family after stillbirth or neonatal death », *Arch. dis.Child.*, 54: 303-306.
70. Limbo R. 2012. Caring for Families Experiencing Stillbirth: A Unified Position Statement on Contact with the Baby, *Illn Crisis Loss,* 20(3):295 8.
71. Lobar S.L., Youngblut J.M., Brooten D. 2006. Cross-cultural beliefs, ceremonies, and rituals surrounding death of a loved one, *Pediatr Nurs,* 32(1):44 50.
72. Lussier M. 2007. *Le travail de deuil*, Paris, PUF.
73. Maciejewski P.K., Zhang B., Block S.D., Prigerson H.G. 2007. An empirical examination of the stage theory of grief, *J Am Med Assoc, 297*(7):716 23.
74. Martineau E. 2008. *Surmonter la mort de l'enfant attendu. Dialogue autour du deuil périnatal*, Lyon, Chronique sociale.
75. Mills T.A., Ricklesford C., Cooke A., Heazell A.E.P., Whitworth M., Lavender T. 2014. Parents' experiences and expectations of care in pregnancy after stillbirth or neonatal death: a metasynthesis, *BJO Gynaecol,* 121(8): 943 50.
76. Moore S.E., Côté-Arsenault D. 2018. Navigating an Uncertain Journey of Pregnancy After Perinatal Loss. *Illn Crisis Loss,* 26(1):58 74.
77. Mucchielli R. 2009. *L'entretien de face à face dans la relation d'aide*, ESF Éditeur, coll. Formation permanente.
78. Murphy S., Jones K.S. 2014. By the way knowledge: Grandparents, stillbirth and neonatal death, *Hum Fertil,* 17(3):210 3.
79. ONE-GGOLFB (Office de la naissance et de l'enfance et groupement des gynécologues de langue française de Belgique), *Guide*

du Post-Natal - Livre complet, disponible : https://www.ggolfb.be/sites/default/files/article/file/Guide%20du%20 post-partum%20-%20livre%20complet.pdf
80. O'Leary J. 2009. Never a simple journey: pregnancy following perinatal loss, *Bereave Care,* 28(2):12-7.
81. Parkes C.M. 1996. *Bereavement: Studies of grief in adult life*, London: Routledge/Methuen & International Universities Pres, trad. fr. 2003. *Le deuil. Études du deuil chez l'adulte*, Ed. Frison Roche, coll. Face à la mort.
82. Peters M.D.J., Lisy K., Riitano D., Jordan Z., Aromataris E. 2016. Providing meaningful care for families experiencing stillbirth: a meta-synthesis of qualitative evidence, *J Perinatol,* 36(1):3 9.
83. Phipps S. 1985-1986. « Subsequent pregnancy after stillbirth: anticipatory parenthoodin the face of uncertainity », *Internal. J. Psychiatry in Medecine*, 15(3) : 243-263.
84. Porot M. 1996. *L'enfant de remplacement*, Paris, Frison Roche.
85. Poznanski E.O. 1972. The "replacement child": a saga of unresolved parentalgrief, *Behavioral Pediatrics*, 81(6):1190-1193.
86. Radestad I., Hutti M., Saflund K., Onelov E., Wredling R. 2010. Advice given by health-care professionals to mothers concerning subsequent pregnancy after stillbirth, *Acta Obstet Gynecol,* 89:1084 -6
87. Nuzum D., Meaney S., O'Donoghue K. 2018. The impact of stillbirth on bereaved parents: A qualitative study, *PLOSone*, 13(1). doi: 10.1371/journal.pone.0191635
88. Ricœur P. 1990. *Soi-même comme un autre*, Paris, Seuil, coll. Points-Essais.
89. Ricœur P. 1998. Le sentiment de culpabilité : sagesse ou névrose, dans M. de Solemne, J.-Y. Leloup, P. Naquet, P. Ricoeur, S. Rougier, *Innocence et culpabilité*, Paris, Albin Michel, coll. Espaces libres, p. 13-40.
90. Robinson M., Baker L., Nackerud L. 1999. The relationship of attachment theory and perinatal loss, *Death Stud,* 23(3):257 70.
91. Rocle J.-P. 2014. Mort périnatale, répondre aux besoins de ritualité, Actes du colloque Agapa du 22 09 2014, *Mort périnatale. Comprendre et mesurer son retentissement pour mieux accompagner ceux qui y sont confrontés*, Paris, Espace Reuilly, p. 66-70.
92. Roehrs C., Masterson A., Alles R., Witt C., Rutt, P. 2008. Caring for Families Coping With Perinatal Loss, *J Obstet Gynaecol Neonatal Nurs, 37*(6), 631- 639. doi: 10.1111/j.1552-6909.2008.00290.x
93. Roose R.E., Blanford C.R. 2011. Perinatal Grief and Support Spans the Generations: Parents' and Grandparents' Evaluations of an Intergenerational Perinatal Bereavement Program, *J Perinat Neonatal Nurs,* 25 (1):77-85.

94. Rotten D., Decroix H., Bolot P. (coordonné par), 2012. *Mortalité et deuil périnatals. De l'accident à la grossesse suivante,* Éditions Maternité-Périnatalité-93.
95. Rousseau P. 1995. Les pertes périnatales, la famille, les soignants et la société, *Devenir*, 7(1) : 31-61.
96. Rousseau P. 1998*b.* Deuil périnatal : abord transgénérationnel, *Devenir*, 10(3) : 35- 65.
97. Schalck C. 2015. La visite postnatale à domicile par la sage-femme, une alliance PMI- maternité, *Deuil périnatal*, Colloque Agapa 22 septembre 2014, Paris Espace Reuilly, dans *Profession Sage- femme,* 213 : 28-29.
98. Schalck C. 2019. *Un si beau métier. Les professionnels de la naissance au risque de la mort périnatale*, L'Harmattan, issu de : Le travail des soignants dédiés à la vie face à la mort périnatale : sages-femmes et obstétricien (ne)s. Thèse de psychologie du travail, 11. 12. 2017, Université du CNAM. Paris.
99. Scheidt C. E., Waller N., Wangler J., Hasenburg A., Kersting A. 2007. Trauerverarbeitung nach Prä- und Perinatalverlust. *Psychother Psych Med,* 57*:* 4- 11.
100. Schwiebert P., Kirk P. 2010. *When hello means goodbye*, Portland, OR: Grief Watch.
101. Scott J. 2011. Stillbirths: breaking the silence of a hidden grief, *Lancet,* 377 (9775):1386–8.
102. Sereshti M., Nahidi F., Simbar M., Bakhtiari M., Zayeri F. 2016. An Exploration of the Maternal Experiences of Breast Engorgement and Milk Leakage after Perinatal Loss, *Glob J Health Sci,* 8(9):53 876.
103. Shaefer S. 2010. Perinatal loss and support strategies for diverse cultures: discussion paper, *Neonatal, Pediatric and Child Health Nursing*, *13*(1): 14-17.
104. Soubieux M.-J. 2010. *Le deuil périnatal*, Paris, Fabert.
105. Squires C., 2004. L'ombre de l'enfant non né sur la grossesse suivante, *Cliniques méditerranéennes*, 69(1): 269-288.
106. Stroebe M., Schut H. 1999. The dual process model of coping with bereavement: rationale and description, *Death Stud,* 23(3): 197-224.
107. Stroebe M., Schut H., Stroebe W. 2007. Health outcomes of bereavement, *Lancet, 370*(9603): 1960-1973.
108. Thomas L. -V. 1975. *Anthropologie de la mort*, Paris, Payot.
109. Thomas L-V. 1996. *Rites de mort : Pour la paix des vivants*, Paris, Fayard.
110. Toedter L.J., Lasker J.N. 1991. « Acute versus chronic grief: the case of pregnancyloss », *Amer. J. Orthopsychiat,* 61(4): 510-522.

111. Tseng Y.F., Cheng H.R., Chen Y.P., Yang S.F., Cheng P.T. 2017. Grief reactions of couples to perinatal loss: A one-year prospective follow-up, *J Clin Nurs,* 26(23-24):5133-5142. Disponible: http://doi.wiley.com/10.1111/jocn.14059
112. Turton P., Hughes P., Evans C.D., Fainman D. 2001. Incidence, correlates and predictors of post-traumatic stress disorder in the pregnancy after stillbirth, *Br J Psychiatry,* 178:556 –60.
113. Verdon C. 2004. Les réactions de deuil des parents lors d'une perte périnatale, *Frontières,* 6(2):38-42.
114. von der Hude K., Glückselig M. 2014. Familienzentrierte Trauerbegleitung. In *Palliativversorgung und Trauerbegleitung in der Neonatologie,* Springer Berlin Heidelberg, p. 113-144.
115. Wallerstedt C., Higgins P. 1996. Facilitating perinatal grieving between the mother and the father, *J Obstet Gynecol Neonatal Nurs,* 25:389-94.
116. Weber K., Canuto A., Toma S., Bonnet J., Epiney M., Girard E. 2014. Être là quand on ne peut rien faire : accompagnement du deuil périnatal, *Rev Med Suisse*, 417(10) : 390-392.
117. Winnicott, D.W. 1971. *Jeu et réalité. L'espace potentiel*, Paris, Gallimard, coll. « Connaissance de l'inconscient ».
118. Winnicott D.W. 1951, trad.1976. Objets et phénomènes transitionnels. Une étude de la première possession non-moi, dans *De la pédiatrie à la psychanalyse*, Paris, Payot, p.169-186.
119. Yin-Ling Tsui E., Hoi-Yan Chan C., Fong Tin A. 2016. Beyond professional competence: Effect of equanimity on the professional quality of life among health-care professionals working in perinatal bereavement support, *Illn Crisis Loss,* 24(2):88 102.

Sommaire

Structures éditoriales du groupe L'Harmattan

L'Harmattan Italie
Via degli Artisti, 15
10124 Torino
harmattan.italia@gmail.com

L'Harmattan Hongrie
Kossuth l. u. 14-16.
1053 Budapest
harmattan@harmattan.hu

L'Harmattan Sénégal
10 VDN en face Mermoz
BP 45034 Dakar-Fann
senharmattan@gmail.com

L'Harmattan Cameroun
TSINGA/FECAFOOT
BP 11486 Yaoundé
inkoukam@gmail.com

L'Harmattan Burkina Faso
Achille Somé – tengnule@hotmail.fr

L'Harmattan Guinée
Almamya, rue KA 028 OKB Agency
BP 3470 Conakry
harmattanguinee@yahoo.fr

L'Harmattan RDC
185, avenue Nyangwe
Commune de Lingwala – Kinshasa
matangilamusadila@yahoo.fr

L'Harmattan Congo
67, boulevard Denis-Sassou-N'Guesso
BP 2874 Brazzaville
harmattan.congo@yahoo.fr

L'Harmattan Mali
Sirakoro-Meguetana V31
Bamako
syllaka@yahoo.fr

L'Harmattan Togo
Djidjole – Lomé
Maison Amela
face EPP BATOME
ddamela@aol.com

L'Harmattan Côte d'Ivoire
Résidence Karl – Cité des Arts
Abidjan-Cocody
03 BP 1588 Abidjan
espace_harmattan.ci@hotmail.fr

L'Harmattan Algérie
22, rue Moulay-Mohamed
31000 Oran
info2@harmattan-algerie.com

L'Harmattan Maroc
5, rue Ferrane-Kouicha, Talaâ-Elkbira
Chrableyine, Fès-Médine
30000 Fès
harmattan.maroc@gmail.com

Nos librairies en France

Librairie internationale
16, rue des Écoles – 75005 Paris
librairie.internationale@harmattan.fr
01 40 46 79 11
www.librairieharmattan.com

Librairie l'Espace Harmattan
21 bis, rue des Écoles – 75005 Paris
librairie.espace@harmattan.fr
01 43 29 49 42

Lib. sciences humaines & histoire
21, rue des Écoles – 75005 Paris
librairie.sh@harmattan.fr
01 46 34 13 71
www.librairieharmattansh.com

Lib. Méditerranée & Moyen-Orient
7, rue des Carmes – 75005 Paris
librairie.mediterranee@harmattan.fr
01 43 29 71 15

Librairie Le Lucernaire
53, rue Notre-Dame-des-Champs – 75006 Paris
librairie@lucernaire.fr
01 42 22 67 13

www.ingramcontent.com/pod-product-compliance
Lightning Source LLC
LaVergne TN
LVHW051411061026
849535LV00009B/3486